AF547202

Der Weg der Homöopathie

Eine moderne Heilweise

zwischen

Alchemie, Schamanismus und Wissenschaft

Jörg Wichmann

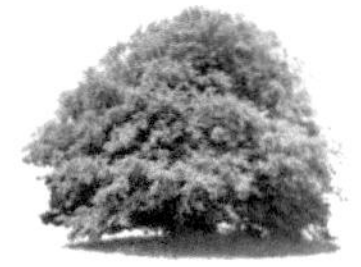

FAGUS – Verlag

Überarbeitete und erheblich erweiterte Neu-Ausgabe des Buches „Die andere Wirklichkeit der Homöopathie“ (ISBN 3-89060-459-5), das im Jahre 2002 im Verlag Neue Erde erschienen und seit 2012 vergriffen war.

1. Auflage / 1. Edition, August 2019
ISBN 978-3-933760-07-4
Druck / printed in Germany by: Books on Demand
Umschlag-Gestaltung: Andrea Jakobs, Köln, www.jakobs-design.de
Foto: Atropa belladonna, © Jörg Wichmann

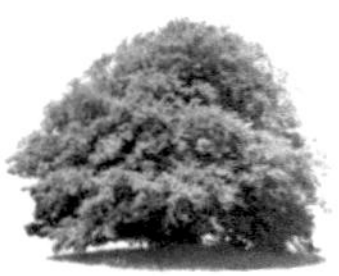

FAGUS – Verlag
Jörg Wichmann
Eigen 81 - 51503 Rösrath
jw@provings.info

Inhalt

In den grau hervorgehobenen Kästen – im Inhaltsverzeichnis kursiv und eingerückt – finden Sie jeweils Zusatzinformationen, die inhaltlich zum jeweiligen Thema gehören, die aber zum Verständnis nicht erforderlich sind und im Textfluss übersprungen werden können.

Einleitung

In der Krise des modernen Gesundheitswesens suchen immer mehr Menschen nach anderen, nach alternativen und für sie persönlich angemessenen Wegen der Heilung. Anliegen vieler ist dabei zunächst, eine sanftere Heilmethode für sich zu finden, deren mögliche Nebenwirkungen nicht gefährlicher sind als die zu heilende Erkrankung. Anderen geht es darum, im Heilungsprozess die Verantwortung für sich, ihre Gesundheit und ihr Leben nicht vollständig abgeben zu müssen. Sie wollen nicht nur Symptome beseitigt oder Organe kuriert haben, sondern auch einem so schweren Lebensabschnitt wie einer Krankheit einen Sinn abgewinnen und daran innerlich reifen.

Zahlreiche ganzheitliche Heilweisen aus unterschiedlichen kulturellen Zusammenhängen bemühen sich heute, diesem Anliegen gerecht zu werden. Sie alle haben neben den offensichtlichen Unterschieden vieles gemeinsam, was für ein umfassendes Verständnis der heutigen medizinischen Entwicklung wichtig ist. Das vorliegende Buch stellt auf neue Art einen Weg dar, der sich auf die eigenen inneren Heilungskräfte des Menschen stützt und diese fördert: die klassische Homöopathie, seit zweihundert Jahren die bedeutendste Alternative zur vorherrschenden mechanistischen Medizin.[1]

Ganzheitliche Heilweisen sind nicht nur Methoden zur Heilung, wenn man krank ist, sondern Teil eines Weltbildes, das uns auch in gesunden Tagen leben hilft. In vielen Lebensfragen gibt ein ganzheitliches Weltbild Orientierung und Sinn und hilft uns dabei, gesund, kreativ und im Gleichgewicht zu bleiben. Dieser Aspekt ist für vielen Menschen ebenso wichtig wie die Möglichkeit, im Falle von Beschwerden Heilung zu erfahren.

Die Homöopathie ist zugleich bekannt und unbekannt. Viele Menschen sind über eigene Leiden oder die Krankheiten ihrer Kinder damit in Berührung gekommen. Sie haben die Homöopathie in der Praxis kennengelernt und wissen, dass es eine wirksame Methode ist. Fast alle sind aber darauf gestoßen, dass ihnen niemand erklären kann, *warum* und *wie* die Homöopathie *wirkt.* Es gibt die vielen positiven Erfahrungen; aber dahinter bleibt das große Fragezeichen, worauf denn die Erfolge beruhen. – Placebo sagen manche, Einbildung oder Scharlatanerie andere, und manche wollen nicht näher bestimmbare Schwingungen oder Energien als Wirkfaktoren herbeiziehen.

Die homöopathische Wirkung so erklären zu wollen, wie man sich allgemein die Wirkung eines Medikamentes vorstellt, führt aber nicht zu einem wirklichen Verständnis. Außerdem verhindert die falsche Blickrichtung auf das Wesen der homöopathischen Heilung oftmals, das ganze Potential dieser Methode auszuschöpfen. Es reicht nicht, die Homöopathie bloß als eine praktische Methode wahrzunehmen. Eine Heilmethode und die ihr zugrundeliegenden Gesetze können nur dann ernst genommen werden, wenn sie in ein Weltbild passen, das nach den gleichen Gesetzen funktioniert. Die Homöopathie fordert ihren PatientInnen und der Öffentlichkeit oft noch ab zu akzeptieren, dass die Wirkungsweise der Homöopathie außerhalb der allgemein angenommenen Wirklichkeit liege, ohne ein alternatives Weltbild angeben zu können, in dessen Rahmen sie passt. Die erfahrbare Tatsache, dass die homöopathische Behandlung wirkt und heilt, überzeugt viele. Doch bleibt ein Unbehagen, sich auf ein System einzulassen, das allen alltäglichen Annahmen über unsere Welt widerspricht oder zumindest keine klare Auskunft über diese Zusammenhänge geben kann.

Deshalb werden viele mehr oder auch weniger wissenschaftliche Scheinerklärungen zusammengebastelt, die dann seitens der etablierten Wissenschaft immer wieder zurückgewiesen werden. Alle Versuche, sich an die derzeitige Schulwissenschaft anzulehnen, werden scheitern müssen, weil diese nicht die passende Weltanschauung ist. Vielmehr steht hinter der Homöopathie ein für viele zunächst sehr ungewohntes Weltbild. Die Homöopathie[2] ist Teil einer alten europäischen Geistestradition, die sich vom mechanistischen Denken der aktuell etablierten Naturwissenschaften grundlegend unterscheidet. Nur aus dem Gedanken- und Erfahrungsschatz der Hermetik und Alchemie, ja hinüberreichend bis in die Welt des Schamanismus, ergeben die Prinzipien und Vorgehensweisen der Homöopathie einen erkennbaren Sinn. Haben wir das Wesen dieser alten Überlieferungen, dieses die ganze Menschheit verbindenden Wissensschatzes einmal verstanden, lösen sich auch die Rätsel der Homöopathie auf einfache Weise. Und wir können darauf vertrauen, dass eine sich stetig weiter entwickelnde Naturwissenschaft dabei ist, sich auf ihren eigenen Wegen den Einsichten dieser *Philosophia perennis*, der ewigen Philosophie, anzunähern. In einem späteren Kapitel werden wir darauf eingehen.

Vieles, was hier für die Homöopathie gesagt wird, gilt sinngemäß auch für andere ganzheitliche Heilverfahren. Die ganzheitlichen Heilweisen sind weder Überbleibsel aus einer „vorwissenschaftlichen" Epoche, deren halbverstandenes Erfahrungsgut noch wissenschaftlich aufgearbeitet werden muss; noch sind es Formen einer „Komplementär"medizin, die die eigentliche und hauptsächliche Medizin ergänzen können, wo es sich um weniger problematische Leiden handelt. Vielmehr handelt es sich um vollständige und eigenständige Wissensbereiche und Methoden, mit ihren jeweiligen Stärken und Schwächen, die für die Heilung im Prinzip aller menschlichen Leiden eingesetzt werden können.

Sie sind damit nicht nur als Methoden zur Behandlung von Krankheiten eine Alternative, sondern sie stehen auf dem Boden eines Weltbildes, das in den heutigen Krisen wegweisend sein kann. In dieser Kombination von Eigenschaften liegt die Herausforderung und die große Chance dieses Heilsystems, von dem viele bislang nur einen kleinen Aspekt kennengelernt haben.

Indem wir die Heilweise der klassischen Homöopathie mit dem schamanischen Heilen in Verbindung bringen und die Zubereitung ihrer Heilmittel als ein alchemistisches Vorgehen sehen, ist es möglich, diese bislang unbefriedigend erklärte Heilmethode vollständig und tiefgründig zu begreifen. In diesem Verständnis kann sie sowohl von TherapeutInnen als auch von PatientInnen als ein faszinierender gemeinsamer Weg beschritten werden, Zugang zu den eigenen Heilkräften zu finden, Heilung in der vertieften Begegnung zwischen Menschen und zwischen Mensch und Welt zu finden und dadurch ein erweitertes Verhältnis zu sich selbst, den Mitmenschen und der Umwelt zu gewinnen.

Damit verabschiedet sich die Homöopathie aus dem Ringen um die sogenannte wissenschaftliche Anerkennung und die Einordnung in ein Weltbild, welches nicht zu den ganzheitlichen Heilverfahren passt. Tatsächlich ist es innerhalb der schulwissenschaftlichen Bedingungen bisher zwar gelungen, das Vorhandensein homöopathischer Wirkungen nachzuweisen; aber es gibt gute wissenschaftstheoretische Gründe dafür, dass eine Erklärung dieser Wirksamkeit im gegebenen Rahmen nicht befriedigend möglich sein wird. Es ist jedoch ein gedanklicher Kurzschluss, dass etwas, das sich nicht mechanistisch erklären lässt, generell nicht erklärbar sei.

Die Homöopathie ist gut erklärbar und verstehbar, aber eben nicht im Rahmen der heutigen mechanistischen Naturwissenschaft. Mit dem vorliegenden Buch möchte ich den Versuch machen, den geistigen Hintergrund dieser Heilweise zu beleuchten und die Wirkung homöopathischer Medizin in diesem zu ihr passenden Zusammenhang verständlich zu erklären.

Die Homöopathie wurde vor gut zweihundert Jahren geboren, als auch die modernen Naturwissenschaften in ihrer frühen Entwicklung waren; und eine Medizin ähnlich unserer heutigen war noch nicht in Sicht. Mit seinem neuen System griff ihr Begründer, Samuel Hahnemann, zwar auf die alten Geistestraditionen des Abendlandes zurück, aber er war schon ein Kind der Aufklärung und versuchte seine Entdeckung in den neuen Begriffen zu formulieren. Er hegte sogar die Vorstellung, mit Hilfe der Homöopathie könne die Medizin einmal so exakt und vorhersagbar werden wie die Mathematik. Diese Vorstellungen Hahnemanns lassen sich aus seiner Zeit heraus gut verstehen, denn mathematische Vorstellungen, Rationalität und Messbarkeit waren das intellektuelle Programm dieser Epoche. Doch helfen sie uns heute nicht mehr weiter, den Menschen, die Medizin oder die Homöopathie zu verstehen. Wir wissen heute unendlich viel mehr über die Möglichkeiten und Grenzen der modernen Wissenschaft, als Hahnemann es konnte. Und wir können heute erkennen, dass die Homöopathie viel besser auf der Grundlage desjenigen Weltbildes zu verstehen ist, das in Europa und der ganzen Welt vor der Zeit des

Materialismus vorgeherrscht hat und mit dem die Menschheit schon immer die Welt und ihr eigenes Dasein, ihr Leben und Sterben, ihr Glück und ihr Leiden zu begreifen versucht hat.

Dieser Weg zu einem klareren Verständnis der Homöopathie und des Heilens überhaupt wird uns weit zurückführen über die Alchemie bis zum Schamanismus unserer sehr frühen Vorfahren, zu den Heilweisen der Naturvölker und den esoterischen Ansätzen, das Wesen des Menschen zu verstehen. Es wird deutlich werden, dass die Herstellung homöopathischer Arzneimittel ein alchemistischer Vorgang ist, und dass der homöopathische Umgang mit dem Heilen dem Schamanismus am ähnlichsten ist. Damit ist die Homöopathie der schulwissenschaftlichen Medizin eher wesensfremd und lässt sich von ihr her weder verstehen noch beurteilen. Sie widerspricht ihr nicht, sondern verfügt über ein eigenes Weltbild und eigene wissenschaftliche Methoden, die in sich gesetzmäßig und schlüssig sind.

Umgekehrt könnte man aus der Sicht eines ganzheitlichen spirituellen Weltbildes fragen, welches eine dazu passende Medizin sein könnte? Da kommen unter den in Europa entwickelten Formen der Medizin hauptsächlich in Frage: die Homöopathie als umfassendstes System, die immer wichtiger werdende Osteopathie, die anthroposophische Medizin, die recht junge Steinheilkunde, die Bach-Blüten, die Geistheilung. Viele der heute sogenannten „alternativen Therapieformen“ stellen zwar sanftere Alternativen zur Schulmedizin dar, beruhen jedoch im wesentlichen auf dem gleichen Weltbild wie diese: die Pflanzenheilkunde, die manuellen und chiropraktischen Methoden, die Formen der Energiemedizin wie Bioresonanz oder Elektroakupunktur, die meisten Psychotherapien. Sie alle gehen wie die Schulmedizin von einer Spaltung zwischen Seele und Körper aus und glauben, dass man mit therapeutischen Maßnahmen einen kausalen (ursächlichen) Einfluss auf das System von Körper und Seele nimmt.

Zum Schluss werden wir in unserer Betrachtung der Wege und Möglichkeiten ganzheitlichen Heilwerdens darauf stoßen, in welchem Ausmaß diese Art der Heilung in unserer Gesellschaft zur Zeit behindert wird. In einer freiheitlichen und pluralistischen Gesellschaft sollte es selbstverständlich sein, dass wir BürgerInnen in der Wahl unserer Lebensweise und unserer Heilverfahren nicht ideologisch bevormundet oder festgelegt werden. In der Medizin ist das jedoch in erheblichem Maße der Fall. Indem wir uns bewusst machen, welchen Weg wir in Gesundheit und im Kranksein gehen wollen und worin sich die angebotenen Wege unterscheiden, können wir die Kraft gewinnen, uns für eine größere Wahlfreiheit einzusetzen.

Es gibt verschiedene Wege der Erkenntnis und der Wissenschaft, die ihre jeweiligen Vor- und Nachteile haben, und verschiedene Wege, wie wir unser Leben führen können. Ich möchte einen Beitrag leisten zu einem partnerschaftlichen Neben- und Miteinander unterschiedlicher Weltsichten und Lebensstile. Auch wenn für mich das moderne naturwissenschaftliche Denken das spannendste Unternehmen des Abendlandes und sein größter Beitrag zur Entwicklung des menschlichen Geistes ist, weise ich doch seinen Anspruch zurück, alle anderen Sichtweisen der Welt zu dominieren. Eine echte Zusammenarbeit zwischen VertreterInnen verschiedener medizinischer Verfahren und Ansätze wird nur dann möglich sein, wenn ein Verständnis für die jeweiligen Besonderheiten und Unterschiede vorhanden ist und diese wechselseitig geachtet werden. Zu einem solchen fruchtbaren Zusammenwirken zwischen unterschiedlichen Formen der Wissenschaft und der Medizin möchte dieses Buch beitragen.

Das Buch verfolgt demnach zwei Ziele: Es möchte einen begehbaren Weg zur Homöopathie zeigen, indem sie in den größeren Zusammenhang gebettet wird, in welchen sie gehört. Und es möchte Interessierten, PatientInnen und BehandlerInnen ermöglichen, mehr Klarheit über verschiedene Therapieformen zu finden, um bewusster den eigenen Weg in Krankheit und Gesundheit zu wählen.

Ziel dieses Buches ist es nicht, eine bestimmte oder gar neue Art der Homöopathie darzustellen oder zu entwickeln. Es geht darum, die klassische Homöopathie besser zu verstehen und als Teil eines größeren geistigen Umfeldes zu begreifen. Aus diesem besseren Verständnis werden sich einige Aspekte der Homöopathie zeigen, die noch unterentwickelt sind oder in ihrer Bedeutung für den Gesamtzusammenhang dieser ganzheitlichen Wissenschaft nicht richtig wertgeschätzt wurden. Die mechanistische Epoche des Abendlandes hat der Homöopathie – wie auch etlichen anderen ganzheitlichen

Wissenschaften – eine methodische Engführung aufgezwungen, die eine Reihe wesentlicher Möglichkeiten dieser Disziplinen verkümmern ließ. Da sich nun in vieler Hinsicht ein Ende dieser Epoche abzeichnet, wird es Zeit, sich die vollen Möglichkeiten ganzheitlicher Verfahren und Weltbilder klarzumachen und mit ihrer Wiederbelebung und Umsetzung zu beginnen – zum Wohle unzähliger „kranker" und „gesunder" Individuen wie auch der kulturellen Gesamtentwicklung.

Meinen ersten Kontakt mit der Homöopathie hatte ich in der Ausbildung zum Heilpraktiker, als ich eine Vorlesung über das Arzneimittel Symphytum hörte (Symphytum officinale ist der lateinische Name des Beinwell), das typischerweise bei akuten Beschwerden der Knochenhaut und der Gelenke verwendet wird. Ich hatte zu der Zeit Probleme mit meinem Arm, den ich mir 10 Jahre zuvor bei einem Sturz im Ellbogengelenk gebrochen und ihn vor ein paar Monaten beim Arbeiten überlastet hatte. Seitdem war die Beweglichkeit im Ellbogen schmerzhaft und stark eingeschränkt, und ich konnte ein loses Knorpelteilchen fühlen, das im Gelenk herumwanderte. Seit drei Monaten hatte ich vergeblich versucht, die Beschwerden zu lindern und alle Mittel ausprobiert, auf die ich stieß: Sportsalben, Verbände, Wickel, ätherische Öle, Einreibungen, Wärme, Kälte; nichts hatte geholfen. Nun dachte ich: Warum nicht mal ein homöopathisches Mittel ausprobieren? Ich nahm also Symphytum in einer niedrigen Potenz, allerdings ohne die ernsthafte Erwartung, dass sich etwas spürbar verändern würde. Ich verstand noch nichts von Homöopathie, und die winzigen Globuli wirkten im Verhältnis zu meinen bisherigen Heilungsbemühungen nicht gerade beeindruckend. Tatsächlich aber waren die Schmerzen am nächsten Morgen so extrem, dass ich nur noch wenige Zentimeter Bewegungsspielraum im Gelenk hatte. Am Abend danach war alles weg, der Schmerz und auch dieses lästige und hinderliche Knorpelstück im Gelenk. Wie ein Spuk war alles verschwunden und kam auch nicht mehr wieder.

Schwer beeindruckt setzte ich mich intensiver mit der Homöopathie auseinander, die bis dahin nicht mein Interessensgebiet gewesen war. Ich musste lernen, dass solch ein wundersamer Heilungsverlauf zwar sehr erfreulich, aber auch selten ist. Doch zeigte mir ein solcher Zufallstreffer, wie ich ihn erlebt hatte, recht drastisch die Möglichkeiten einer homöopathischen Mittelgabe. Offenbar war mein Körper in der Lage, selbst manifeste Knorpelteile in kürzester Zeit wieder zu integrieren, wenn ihm der richtige Impuls dafür gegeben wird. Mein Interesse war geweckt, und ich war offen für weitere neue Erkenntnisse.

Damit begann eine Lebensphase, in der ich mich als homöopathischer Patient, als Schüler der Homöopathie und schließlich auch als homöopathischer Behandler erlebt habe. Heute bin ich in allen drei Rollen zugleich: Schüler bleibt man in der Homöopathie lebenslang – das ist das Schöne und Spannende an ihr –, Patient bin ich immer wieder einmal, und das homöopathische Therapieren habe ich zu meinem Beruf gemacht.

Wege der homöopathischen Heilung

Gesundheit ist die Fähigkeit, in einer ungesunden Situation Symptome zu entwickeln und daraus zu lernen, las ich letztens.

Dieser Satz gibt gut die Einstellung der Homöopathie zu Gesundheit und Krankheit wieder. Wenn Sie zu einem Homöopathen in Behandlung gehen, wird Ihnen das auch als erstes auffallen: Er (oder sie) wird sich sehr für Ihre Symptome interessieren, für Ihr eigenes Erleben. Die medizinische Diagnose spielt dabei meist eine untergeordnete Rolle. Vielmehr lernen Sie als homöopathischer Patient, sich selbst sehr genau zu beobachten, welche Veränderungen Ihres Befindens unter welchen Umständen auftreten, wann diese besser oder schlechter werden, welche Vorlieben oder Abneigungen Sie verspüren, wie Ihre Gefühle und Ihre Träume auf ihr Leben reagieren. Aus all diesen Informationen ergibt sich für homöopathische BehandlerInnen ein Gesamtbild, auf dessen Grundlage sie ein Arzneimittel verordnen können. Es geht also darum zu verstehen, wie Sie als ganze Person, Ihr Gemüt und Ihr Organismus auf die Situationen Ihres Lebens reagieren. Krankheit ist eine mögliche Reaktion auf die Anforderungen des Lebens und ebenso individuell wie alle anderen Verhaltensmuster, die jemand zeigen kann. Jeder Mensch arbeitet, isst, schläft, lacht, liebt, schimpft und läuft auf seine typische Art und Weise. Aber ein so kompliziertes Geschehen wie eine Krankheit glauben wir mit einem einfachen Etikett zusammenfassen zu können. Hundert kranke Menschen mit höchst unterschiedlichen körperlichen und seelischen Zuständen „haben Rheuma“ und erhalten, je nach Schweregrad, eines oder mehrere typische Medikamente. Ihre persönliche Geschichte und ihre je eigene Art, daran zu leiden, wird günstigenfalls von einem aufmerksamen Arzt am Rande wahrgenommen, meistens aber einfach übergangen und für das „Rheuma“ für unwichtig gehalten.

Die erste und vielleicht wichtigste Botschaft des homöopathischen Behandlers an die PatientInnen ist: Ich nehme Sie und Ihren Zustand,

Ihr eigenes Erleben und Ihre ganze Geschichte ernst, jede Einzelheit davon, so wie Sie es selbst erlebt und erlitten haben. Ich höre mir alles in Ruhe an, ohne etwas zu bewerten oder umzudeuten. Bei dieser Therapieform sind Sie selbst als ganze Person gefragt und gefordert. Es geht um Sie, um Ihr Leben und Ihre einzigartige Weise, krank zu sein, zu leiden, gesund zu werden und Ihr Dasein zu gestalten. Die Therapie kann Sie in der Ihnen eigenen Kraft fördern und unterstützen und Sie einladen, Ihre Krankheit als eine Gelegenheit zu größerer Selbsterkenntnis zu nutzen und Ihren Weg gestärkt und geheilt weiter zu gehen. Die homöopathische Behandlung gibt den Impuls und weist einen Weg. Sie selbst gehen ihn aus eigener Kraft heraus.

Diese Grundhaltung hat verschiedene Komponenten, die auch sonst im Leben hilfreich sind. Das ruhige Zuhören ohne zu bewerten oder umzudeuten, ist in allen menschlichen Kontakten und auch in der Natur ein Schlüssel zu einem tieferen Verständnis und zu größerer Offenheit und Nähe. Letzten Endes ist meine ganze Biografie eine Art Anamnese des Lebens mit mir selbst – „*an-amnesis*", das Hervorholen aus dem Unbewussten, aus dem Vergessen. Wenn ich diesen aufmerksamen und nicht beurteilenden Blick auf meine Lebensspanne werfe, kann ich nach und nach entdecken, was meine Seele mit dieser meiner Existenz gemeint hat. Mich selbst so zu betrachten, wie es ein guter Therapeut tun würde, kann eine hilfreiche Übung sein, sich von den Urteilen eines strengen Über-Ich zu befreien, sich selbst liebevoller und nachsichtiger anzunehmen oder auch den eigenen Ausreden auf die Schliche zu kommen.

Der Ansatz, immer das Ganze wahrnehmen zu wollen und nicht an den Symptomen allein herum zu korrigieren, ist nicht nur beim Heilen nützlich, sondern bringt mich überall im Leben weiter, wo ich Zusammenhänge verstehen will, wo ein Projekt nicht so läuft, wie ich es mir vorgestellt hatte oder um eine bessere Übersicht über politische Geschehnisse zu gewinnen. Vom Ganzen her auf das Einzelne zu schauen, macht alles transparenter.

Und die Vorstellung, dass mein Körper die beste Lösung kennt und nur eines kleinen Impulses bedarf, um sich in Richtung Heilung zu bewegen, gibt ein großes Vertrauen darein, dass die Kraft für mein Leben in mir selbst liegt und nicht in äußeren Hilfestellungen, Experten oder Gurus.

Arzneimittel und Ähnlichkeit – das Simileprinzip

Die Verordnung eines homöopathischen Mittels ist der Akt, auf den meistens die ganze Aufmerksamkeit gerichtet ist – sowohl seitens der PatientInnen als auch in der homöopathischen Ausbildung. Sie bildet einen wesentlichen Teil, aber eben nur einen Teil des umfassenden Konzeptes der Homöopathie, den Menschen und das Leben zu betrachten. Da das homöopathische Arzneimittel allgemein der Ausgangspunkt vieler Diskussionen um diese Therapieform ist, wollen wir unsere Begehung der homöopathischen Wege auch damit beginnen.

Gemäß der individuellen Betrachtungsweise wird, wie oben angedeutet, innerhalb der Homöopathie ein Arzneimittel nicht im Hinblick auf eine bestimmte Krankheitsdiagnose verordnet, sondern in größtmöglicher Ähnlichkeit zum Wesen des Patienten, bzw. der Patientin und zum Wesen ihrer Erkrankung. „*Similia similibus curentur*" – Ähnliches werde durch Ähnliches geheilt, so lautet das sogenannte Ähnlichkeitsgesetz oder Simile-Prinzip. Mit dieser Ähnlichkeit ist gemeint, dass eine Substanz in homöopathischer Bearbeitung (dazu später) einen solchen Symptomenkomplex zu heilen vermag, wie sie ihn bei einem gesunden Menschen im Rahmen einer Arzneimittelprüfung (oder auch einer Vergiftung) hervorruft.

Die praktische Arbeit der HomöopathInnen mit ihren Arzneimitteln besteht nun zum einen darin, durch Arzneimittelprüfungen (gewöhnlich an Gruppen von KollegInnen) die Eigenschaften möglicher Heilmittel herauszufinden, und zum anderen, mittels ausführlicher Gespräche – der Anamnese – zu ermitteln, welches beim jeweiligen Patienten der zu heilende Zustand ist und welches der bekannten Arzneimittel diesem am ähnlichsten ist.

Samuel Hahnemann, der Begründer der Homöopathie, stieß auf dieses Gesetz der Ähnlichkeiten, als er beim Übersetzen eines medizinischen Buches eine Behauptung über die Wirkungen von Chinarinde überprüfen wollte. Er nahm sie einfach ein paar Tage lang ein und bemerkte zu seiner Überraschung, dass diese Substanz bei ihm als Gesundem sehr typische Malariasymptome hervorrief. Chinarinde war damals das übliche medizinische Hauptmittel gegen diese schwere

Tropenkrankheit, und auch heute noch verwendet die Schulmedizin chemisch modifizierte Extrakte aus der Chinarinde gegen Malaria. Hahnemann erlebte also an sich die Symptome, gegen welche die Chinarinde eigentlich eingesetzt wurde – ausgelöst durch das Heilmittel selbst. Er experimentierte weiter, an sich und an Familienmitgliedern, und fand heraus, dass er auf eine allgemeine Gesetzmäßigkeit gestoßen war, die auch von Ärzten der Antike, von dem berühmten Hippokrates etwa, und dem wichtigsten Arzt des späten Mittelalters, von Paracelsus, formuliert worden war.

Als gebildeter und belesener Gelehrter wird Hahnemann von den Ideen seiner Vorgänger über Heilung durch Ähnliches sicherlich gewusst haben, aber es entsprach dem Geist seiner Zeit, dass er auf eine Behauptung erst vertraute, als er sie durch Versuche selbst bestätigen konnte. Den Rest seines Lebens verbrachte Hahnemann damit, an dieser Idee weiter zu forschen, neue Heilmittel zu prüfen und die Ergebnisse zu systematisieren, die Regeln seiner Heilweise zu verfeinern und eine Zubereitungsform der „homöopathischen" Mittel (wie er sie dann nannte) zu erarbeiten, die seinen hohen Ansprüchen an eine schnell, sanft und dauerhaft wirkende Arznei genügte.

Die Ermittlung der Substanz, die dem Gesamtbild der Symptome des Patienten am nächsten kommt, die Mittelfindung, ist keine leichte Arbeit. Schließlich will aus hunderten bekannten Mitteln mit zum Teil recht ähnlichen Eigenschaften das ähnlichste gefunden werden. Auch hängt das Ergebnis davon ab, wie gut der Behandler die Problematik des Patienten verstanden hat, denn häufig zeigt sich in den ersten Gesprächen nur die Oberfläche der eigentlichen Geschichte.

Ein sehr einfaches Beispiel zur Illustration: Eine Patientin kommt in die Praxis, weil sie über Halsschmerzen klagt, die seit drei Tagen immer schlimmer werden. Mir fällt schon ihre etwas mürrische, abwehrende Art auf. Ich lasse sie erzählen: Die Halsschmerzen stechen, besonders beim Schlucken, und werden schlimmer, wenn sie den Kopf bewegt. Außerdem klagt sie über furchtbaren Durst. Einen Grund für die Halsschmerzen sieht sie nicht, sie habe sich nicht erkältet und habe auch sonst keine weiteren Symptome. Auf Befragen erklärt die Patientin, dass sie sich allgemein jetzt nicht gern bewege und dass ihr der Weg in meine Praxis schon zu viel gewesen sei. Das entspricht meiner anfänglichen Wahrnehmung ihrer Stimmung. Das homöopathische Arzneimittel, welches ihr helfen wird, ist Bryonia, die Zaunrübe. Die typischen Zeichen dieses Mittels sind so gut bekannt, dass ich es auch nicht eigens nachlesen muss. Um sicher zu gehen, frage ich sie noch, ob sie in dieser Erkrankung lieber allein oder in Gesellschaft sei; und sie bestätigt meine Vermutung, dass sie am liebsten in Ruhe gelassen werde und sonst ziemlich grantig reagiere. Ich bin damit aber noch nicht zufrieden, weil ich noch eine andere Stimmung im Hintergrund spüre, und bin deshalb sicher, dass das noch nicht die ganze Geschichte ist. Wie ich diese Patientin kenne, glaube ich, dass es für sie wichtig und hilfreich wäre, wenn sie das Gesamtbild ihrer Halsschmerzen weiter spannen könnte. Deshalb bitte ich sie, von ihren Erlebnissen und Stimmungen der letzten Tage zu erzählen. Darauf berichtet sie, dass sie in Kürze in ein neues Haus ziehen wollen, dessen Finanzierung zwar gesichert sei, doch würde sie sich trotzdem viele Gedanken darüber machen. Gerade vor drei Tagen hätten ihr Mann und sie einen Termin bei der Bank gehabt. Während sie dies erzählt, fällt ihr selbst auf, dass die Halsschmerzen genau seit diesem Termin aufgetreten sind. Sie lacht über dieses Aha-Erlebnis, bekommt ihr Mittel und geht nach Hause. – Vom Arzneimittelbild „Bryonia" sind Ängste um den Besitz und das Geschäft bekannt. Im Bilde gesprochen: Für die Zaunrübe ist der Gartenzaun sehr wichtig, denn an ihm muss sie emporranken.

Für die Mittelwahl ausschlaggebend war nicht das Auftreten von Halsschmerzen an sich, sondern der typische stechende Schmerzcharakter, der sich ebenso in der Blase oder bei Husten hätte zeigen können, sowie der starke Durst und die Verschlimmerung der Beschwerden durch jede Bewegung.

Zu der Fallgeschichte ist außerdem zu bemerken, dass die finanziellen Sorgen nicht als „psychische" Ursachen der Halsschmerzen gelten. Im homöopathischen Sinne sind sie Teil eines Beschwerdebildes, eines Musters, das auf verschiedenen Ebenen analog auftritt. Allerdings ist die psychische Seite des Beschwerdebildes unserem Erleben, unserem Ich meistens näher und leichter „verstehbar" als die Körpersymptome. Deshalb lässt sich über sie der bewusste Kontakt mit unserer Lebensganzheit leichter wieder herstellen. Die Begegnung mit dem homöopathischen Arzneimittel Bryonia wird der betroffenen Patientin zunächst helfen, ihre Halsschmerzen loszuwerden (in diesem Falle bis zum nächsten Morgen) und auf längere Sicht ihre Ängste um die materielle Sicherheit mindern. Solche Veränderungen werden manchmal durch Träume erlebbar und oft durch kaum bewusste innere Veränderungen im Alltag. Eine therapeutische Begleitung dieses Prozesses kann darüber hinaus ein tieferes Verständnis der Bedürfnisse nach Sicherheit und Stabilität vermitteln.

Schon Hahnemann hat in einer Zeit, als es noch lange keine Psychologie gab, erkannt, dass die seelischen Zustände – er nannte sie „Gemütssymptome" – für das individuelle Verstehen eines Krankheitszustandes die wichtigsten sind. Allerdings – und das ist der besondere Vorzug der homöopathischen Methode – werden auch alle körperlichen Zustände und Empfindungen als Äußerungen des Organismus ernst genommen und in das Gesamtbild integriert. Dieses Gesamtbild ist die homöopathische „Diagnose", das charakteristische Muster, das alle Ebenen des Menschen mit einbezieht und innerhalb der Homöopathie die Benennung des Naturstoffes trägt, das ihm nach unseren Erfahrungen am ähnlichsten ist. Die oben vorgestellte Patientin ist somit „Bryonia"-krank. In der Homöopathie fallen Diagnose und Therapie zusammen. Wenn ich den Zustand erkannt habe, kenne ich auch das Heilmittel – im Idealfalle. Theoretisch gibt es unendlich viele verschiedene Heilmittel, pflanzliche, tierische, mineralische, chemische und andere Stoffe, die sich in homöopathischer Zubereitung verwenden ließen und in der Arzneimittelprüfung jeweils typische Zustände erzeugen würden. Niemand könnte diese Fülle überblicken. Hahnemann arbeitete mit etwa neunzig verschiedenen Mitteln, heute sind einige hundert Mittel recht gut bekannt und geprüft, und ständig kommen neue hinzu. Deshalb kann es immer wieder sein, dass in der konkreten Behandlung die Ähnlichkeit zu einem Zustand nur mäßig genau getroffen werden kann, dass man einen Zustand auch mit mehreren Mitteln „einkreisen" muss, oder aber dass ich als Behandler vor einem Zustand stehe, den ich zwar sehr genau und typisch beschreiben kann, dafür aber kein homöopathisches Mittel weiß, das ihm gut entspricht. Dann ist zu hoffen, dass ich in Gesprächen mit KollegInnen, durch weitere Lektüre oder auch erst durch die

Arzneimittelprüfung neuer Substanzen auf das passende Mittel für diesen Menschen stoße. Zum Glück sind solche Fälle eher selten, und wir können mit den uns gut bekannten Mitteln im allgemeinen befriedigend helfen. Mit dem feinen inneren Zusammenspiel von Behandler, Patient und Arzneimittel werden wir uns im übernächsten Kapitel ausführlich beschäftigen.

Das Faszinierende der Diagnosen „Bryonia", „Lachesis" oder „Natrium muriaticum" gegenüber den klinischen Diagnosen ist, dass der Patient mit dem Heilmittel einen Spiegel seines inneren und äußeren Zustandes erhält, also eine Substanz der Welt als mögliche Hilfe zur Selbsterkenntnis erhält. Es ist für die homöopathische Heilung nicht erforderlich, dass die PatientInnen dies wissen oder beachten, kann aber für ein erweitertes Verständnis der Heilung und für die Erweiterung des eigenen Bewusstseins sehr spannend sein, sich damit auseinanderzusetzen.

Zwei wichtige Arzneimittelbilder als Beispiele:

Ignatia amara

Die Ignatiusbohne wird in Zuständen verwendet, deren Grundtendenz die Verkrampfung ist, welche zu paradoxen Reaktionen und großer Überempfindlichkeit führt. Am bekanntesten ist das Festhalten an einer Trauer oder Enttäuschung, in welcher ein Mensch sich nicht mit einem Verlust abfinden kann. Die blockierten Gefühle äußern sich in stillem Grübeln, heftigem Seufzen oder hysterischen Ausbrüchen. Alle Zustände können schnell wechseln oder in ihr Gegenteil umschlagen, Weinen in Lachen, Grübeln in Heftigkeit. Alle Gefühle werden sehr intensiv erlebt, aber das romantische Innenleben gerät leicht in einen Gegensatz zu äußeren Anforderungen nach Rationalität. Das Erleben der starken inneren Widersprüche kann bis zur Hysterie oder Ohnmacht führen. Typisch für das Empfinden innerer Verkrampfung ist ein Kloßgefühl im Hals, Seufzen, nervöses Schaudern und Muskelkrämpfe, bis hin zur Chorea, und zeigt sich außerdem als Zucken von Gesichts- und anderen Muskeln, Lidkrämpfe, Magenkrämpfe, Schluckauf, Hustenkrämpfe, Schluckkrämpfe, Urindrang bei Unfähigkeit zu urinieren, krampfartigem Gähnen. Der Schlaf ist leicht, und die Glieder zucken viel. Generell verschlechtern starke Gefühle alle Beschwerden, ebenso Anregungsmittel wie Kaffee und Tabak. Druck, Alleinsein, tiefes Atmen, Reisen und Lageveränderungen hingegen bessern. Eine weitere Reihe paradoxer Symptome sind: Appetit, der verschwindet, wenn das Essen dasteht; Übelkeit, die durch das Essen von Unverdaulichem besser wird; Dröhnen im Ohr, das durch Musik besser wird; Hustenreiz, der sich durch Husten verschlimmert. Ignatia hat eine Abneigung gegen Fleisch, Alkohol und besonders gegen Rauchen.

Nux vomica

Ähnlich überreizt ist der Patient, dem Nux vomica, die Brechnuss hilft, aber hier zeigt der Organismus die Zeichen einer starken Übererregung, die bei der modernen städtischen Lebensweise leicht auftreten. Ein Übermaß an Arbeit und großem Ehrgeiz, Reizmittel und Drogen,

Schlaflosigkeit und Übernächtigung, zu viel und unregelmäßiges Essen, materielle Sorgen und Bewegungsmangel führen zum typischen Bild der Nux vomica-Erkrankung mit ihren Schwerpunkten bei der nervlichen Reaktion und in der Verdauung. Nux vomica-Patienten sind sehr leicht reizbar, explodieren schnell und setzen sich selbst und andere stark unter Druck – das typische HB-Männchen. Dabei sind sie sehr sensibel und überempfindlich auf Schmerz, Lärm und Gerüche. Der Schlaf ist schlecht, kommt spät und ist nicht erholsam. Stimmungen wechseln leicht und heftig ab, Zornesausbrüche sind häufig. Nux vomica erzeugt am Gesunden die Symptome, die wir von einem Übermaß an Nahrung, Reizstoffen und Stress kennen, und wird deshalb homöopathisch gern eingesetzt, um die Folgen von Überdosierung jeglicher Art zu lindern. Übelkeit, Würgen und Erbrechen sowie Koliken, Leibschmerzen und Verstopfung treten oft auf. Erbrechen, Stuhlgang und Ausscheidungen aller Art bessern die Beschwerden. Ebenso helfen Schlaf und Wärme, denn in der körperlichen Erschöpfung sind Nux-Patienten extrem frostig. Anspannung und Spastik äußern sich auch als Asthma oder in akuten Rückenschmerzen, bei welchen Beschwerden Nux vomica ausgezeichnet hilft, sofern die oben geschilderten Rahmenbedingungen gegeben sind.

Sowohl Ignatia (bot.: Strychnos ignatii) als auch Nux vomica (bot.: Strychnos nux vomica) gehören zur Pflanzenfamilie der Loganiaceae und enthalten in hohem Maße das Gift Strychnin. Strychnin selbst ist als homöopathisches Mittel den Arzneimittelbildern von Ignatia und Nux vomica ähnlich, besonders was die Grunderscheinung der Krämpfe angeht.

Dynamis und Potenzierung

Was hat es nun mit dem zweiten Pfeiler der Homöopathie, der homöopathischen Zubereitung von Arzneimitteln auf sich? Auf den ersten Blick scheint es ganz einfach: Homöopathische Arzneimittel werden hergestellt, indem man eine gründlich verriebene Substanz im Verhältnis 1:100 verdünnt und dann zehnmal rhythmisch verschüttelt, das heißt mit dem Fläschchen in der Hand auf eine feste Unterlage schlägt. Das ist die sogenannte Potenzierung (Genaueres siehe Kasten). Potenzierte Mittel werden mit C und einer Zahl gekennzeichnet, die die Anzahl der durchgeführten Potenzierungsschritte (Verdünnung plus Verschüttelung) angibt. Bei einer „Lachesis C 12" wäre also der Ausgangsstoff, das Gift der Buschmeister-Schlange, zwölf Mal im Verhältnis 1:100 verdünnt und jeweils rhythmisch verschüttelt worden. Man kann leicht nachrechnen, dass bei Potenzen oberhalb von C 12 kein Molekül der Ausgangssubstanz mehr vorhanden ist. An dieser Tatsache entzünden sich immer wieder die wissenschaftlichen Gemüter, aber die Homöopathie ist keine chemische Therapieform. Ihre Wirkung beruht nicht auf den chemischen Inhaltsstoffen. Sonst wäre es ja völlig unsinnig, Potenzen bis in Millionenhöhe herzustellen. Schon die in der klassischen Homöopathie verwendeten häufigsten Potenzstufen C 30 und C 200 bewegen sich in Verdünnungsbereichen, in denen chemisch längst nichts mehr nachweisbar ist. Kein Homöopath wäre so dumm, diese Tatsache zu übersehen. Deshalb gehen die Diskussionen darüber, dass in den Mitteln „nichts drin" sei, an der Sache vorbei. Man müsste schon behaupten wollen, jede denkbare Wirkung müsse immer chemisch sein. Das ist natürlich Unsinn. Chemisch gesehen lassen sich auch zwei CDs oder zwei Bücher nicht unterscheiden und schon gar nicht auf den Sinn ihres Inhaltes überprüfen.

Der Charakter einer homöopathischen Potenz ist eher der einer Information. Das homöopathische Arzneimittel gibt dem Organismus eine Mitteilung, einen geistigen Impuls, wie ein besseres Gleichgewicht eingestellt werden kann. Hahnemanns Vorstellung davon war, dass ein homöopathisches Mittel beim Kranken wie auch in der Arzneimittelprüfung beim Gesunden eine künstliche Krankheit hervorruft. Beim Kranken sei diese aber der bereits vorhandenen Krankheit so ähnlich, dass sie diese auslösche. Wir können dazu auch das moderne technische Bild der Resonanz zu Hilfe nehmen, um uns eine Vorstellung davon zu bilden. Ähnlichkeit als ein abgestimmtes Resonanzgeschehen. Oder wir können uns vorstellen, dass das homöopathische Mittel eine im Organismus vorhandene Information gleichsinnig (eben *homöo*-pathisch) so verstärkt, dass die Lebenskraft endlich richtig darauf reagieren kann. Alle diese Bilder und Verstehenshilfen haben gemeinsam, dass sie keine stoffliche oder energetische Wirkung, sondern eine Informationsübertragung annehmen. Damit wird auch verständlich, dass das Mittel in sehr kleinen und sehr seltenen Gaben verabreicht wird – je besser und genauer es wirkt, um so seltener. Es ist wie mit einem guten Rat: Wenn ich ihn im rechten Augenblick und auf passende Weise gebe, muss ich ihn nicht wiederholen. Wenn ich mehrmals laut schreien muss, stimmt mit meinem Rat etwas nicht. Was dann aufgrund eines solchen homöopathischen Impulses geschieht, ist die Eigenreaktion des Organismus, beziehungsweise der Dynamis, seiner Lebenskraft.

Hahnemann sah in der Potenzierung von Heilmitteln eine Möglichkeit, das Dynamische oder Geistartige eines Stoffes[3] zu verstärken und gleichzeitig durch Verdünnung die physischen Giftwirkungen zu reduzieren oder auszuschließen. Als Ursache einer Erkrankung sah er die Verstimmung der Lebenskraft eines Menschen, der „Dynamis" wie er sie nannte. Deshalb sollte auch ein Heilmittel nicht direkt auf den physischen Körper wirken, sondern auf die Dynamis, deren Verstimmung sich äußerlich als „Krankheit" zeigt. Diese Verstimmung kann verschiedene Ursachen haben, die natürlich auch abgestellt werden müssen. Aber für die Heilung ist hauptsächlich wichtig, *wie* diese Verstimmung ist, das heißt, *wie* ein Organismus (damit ist das Zusammenspiel von Körper, Lebenskraft, Seele und Geist gemeint) auf eine Situation, auf einen äußeren Reiz reagiert. Über das innere Wesen der Krankheit, so meinte Hahnemann, können wir eigentlich nichts wissen. Wir müssen uns an die Zeichen, an die Symptome halten, die der Mensch uns zeigt. In diesen äußert sich die Art, wie die Dynamis verstimmt ist und wie sie folglich geheilt werden kann. Die körperliche

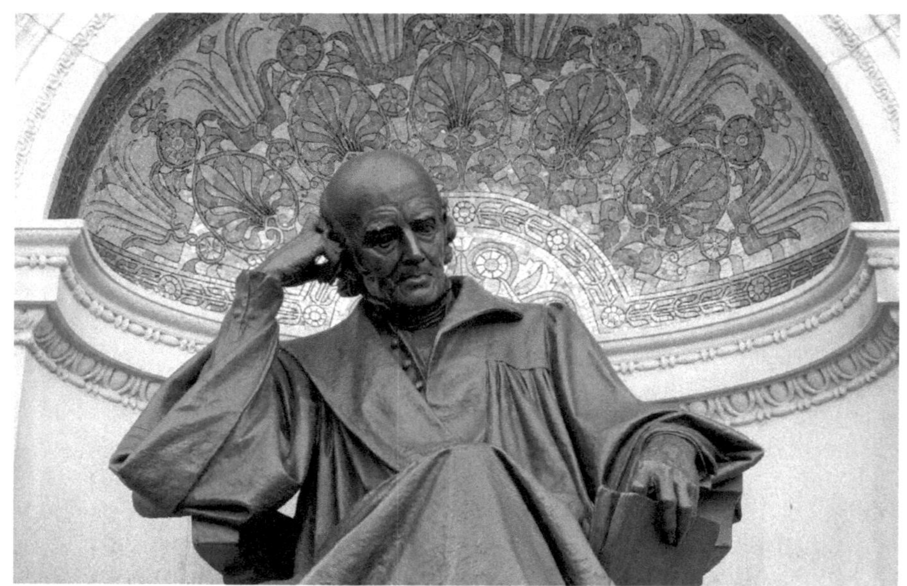

Hahnemann-Statue am Scott Circle, Washington DC

Samuel Hahnemann – eine Kurzbiographie

Christian Friedrich Samuel Hahnemann wurde am 10.4.1755 in Meißen als Sohn eines Porzellanmalers in einfachen Verhältnissen geboren und starb am 2.7.1843 als berühmter Arzt in Paris.

Seine erste Lebenshälfte war geprägt von Unruhe und Heimatlosigkeit. Mit vielen Kindern und wenig Geld zog die Familie Hahnemann viele Jahre mit dem Planwagen durch die deutschen Lande, stets auf der Suche nach einer festen Bleibe und ernährenden Arbeit. Hahnemann hatte seine ärztliche Praxis aufgegeben, weil er die damaligen medizinischen Methoden seinen PatientInnen gegenüber nicht verantworten konnte, und verdiente seinen Lebensunterhalt mit dem Übersetzen chemischer und pharmazeutischer Fachbücher, sowie kleineren eigenen Forschungen und Veröffentlichungen.

Von 1821 bis 1835 führte er eine geordnete homöopathische Praxis in der sächsischen Stadt Köthen, entwickelte seine Lehre weiter und führte zahlreiche Arzneimittelprüfungen durch. Einige Jahre nach dem Tod seiner Frau Henriette heiratete er achtzigjährig die viel

jüngere adlige Französin Melanie d'Hervilly, mit der er sich in Paris niederließ und eine gemeinsame Praxis führte, die international berühmt wurde.
Hahnemanns wichtigste Werke waren das Apothekerlexikon in 4 Bänden 1793-99, die „Heilkunde der Erfahrung" 1805, das „Organon der rationellen Heilkunde" 1810, später „Organon der Heilkunst", die „Reine Arzneimittellehre" 1811-21, „Die chronischen Krankheiten" 1828-30, Manuskript der 6.Auflage des Organon 1842. 1790 entdeckte er in seinem Chinarindenversuch das Simileprinzip, welches er 1796 veröffentlichte. Den Begriff Homöopathie erwähnte er erstmals 1807 und das Potenzieren 1827.

Ebene des Daseins ist in dieser Sichtweise Hahnemanns nur Träger von Zeichen; das Leben, Gesundheit und Krankheit spielen sich auf einer anderen Ebene ab, die wir aber nicht direkt wahrnehmen können. Hahnemanns Zeitgenosse Goethe formulierte: „Alles Vergängliche ist nur ein Gleichnis." Es ist also keineswegs eine Folge von Hahnemanns Unkenntnis der molekularen Vorgänge und der erst später entdeckten Avogadro'schen Zahl, dass er seine Potenzen in Verdünnungsbereiche brachte, in denen keine Stofflichkeit mehr übrig blieb. Vielmehr ist gerade dies das Prinzip seiner Heilmethode. Wie den Alchemisten geht es ihm darum, das Wesen oder den Geist einer Substanz von der groben Stofflichkeit zu befreien. Die Idee als solche ist uralt, aber sein Potenzierungsverfahren ist wohl eine echte Neuerfindung. Man kann sogar sagen, dass ein potenziertes Mittel um so länger, tiefer und intensiver wirkt, je höher die Potenz ist, je weiter von der Stofflichkeit entfernt.

Wie Sie aus der letzten Beschreibung erkennen konnten, ergibt das gesamte Vorgehen innerhalb eines naturwissenschaftlichen Rahmens überhaupt keinen Sinn. Vielmehr wird die materielle Ebene sowohl im Verständnis von Krankheiten als auch in der praktischen Herstellung von Heilmitteln bewusst verlassen. Auch die Idee der Ähnlichkeit spielt im mechanistischen Denken der modernen Naturwissenschaften keine Rolle. Deren Denken ist ein lineares: Ursache und Wirkung folgen physikalischen und chemischen Wirkungsprinzipien. Dass Stoffe oder Wesen der Natur etwas miteinander zu tun haben oder aufeinander wirken können, weil sie sich „ähnlich“ sind, ergibt im schulwissenschaftlichen Denken keinerlei Sinn. Zwar strebte Hahnemann nach möglichst großer Exaktheit und stützte sich minutiös auf seine Beobachtungen; aber er bewegte sich damit nicht auf dem Boden der Weltanschauung, die wir heute als die modernen Naturwissenschaften kennen. Diese andere Weltanschauung und Wissenschaft werden wir im nächsten Kapitel genauer verfolgen und uns jetzt weiter der Homöopathie zuwenden.

Potenzierung – die Befreiung von der Stofflichkeit

„Arznei-Stoffe sind nicht tote Substanzen in gewöhnlichem Sinne; vielmehr ist ihr wahres Wesen bloß dynamisch geistig - ist lautere Kraft ...“

(Hahnemann, Reine Arzneimittellehre, 6. Teil, S. 11)

„Es sind nicht die körperlichen Atome dieser hoch dynamisierten Arzneien noch ihre physische oder mathematische Oberfläche (womit man die höhern Kräfte der dynamisierten Arzneien, immer noch materiell genug, aber vergeblich deuteln will), vielmehr liegt unsichtbarer Weise in dem so befeuchteten Kügelchen oder in seiner Auflösung eine aus der Arznei-Substanz möglichst enthüllte und freigewordene, spezifische Arzneikraft, welche schon durch Berührung der lebenden Tierfaser auf den ganzen Organism dynamisch einwirkt (ohne ihm jedoch irgend eine, auch noch so fein gedachte Materie mitzuteilen) und zwar desto stärker, je freier und immaterieller sie durch die Dynamisation geworden war.“

(Hahnemann, Organon, § 11, Anm.)

„Ungemein wahrscheinlich wird es hierdurch, dass die Materie mittels solcher Dynamisation (Entwicklung ihres wahren, inneren, arzneilichen Wesens) sich zuletzt gänzlich in ihr individuelles geistartiges Wesen auflöse und daher in ihrem rohen Zustande, eigentlich nur als aus diesem unentwickelten, geistartigen Wesen bestehend betrachtet werden könne.“

(Hahnemann, Organon, § 270, Anm. 7)

Hahnemann beschreibt die Potenzierung im Organon § 270 (gekürzt):
„Um nun diese Kraft-Entwickelung am besten zu bewirken, wird ein kleiner Teil der zu dynamisierenden Substanz, etwa ein Gran, zuerst durch dreistündiges Reiben mit dreimal 100 Gran Milchzucker auf die unten angegebene Weise zur millionfachen Pulver-Verdünnung gebracht. Aus Gründen, die weiter unten angegeben sind, wird zuerst ein Gran dieses Pulvers in 500 Tropfen eines, aus einem Teile Branntwein und vier Teilen destilliertem Wasser bestehenden Gemisches aufgelöst und hievon ein einziger Tropfen in ein Fläschchen getan. Hiezu fügt man 100 Tropfen guten Weingeist und gibt dann dem, mit seinem Stöpsel zugepfropften Fläschchen, 100 starke Schüttelstöße mit der Hand gegen einen harten, aber elastischen Körper geführt. Dies ist die Arznei im ersten Dynamisations-Grade, womit man feine Zucker-Streukügelchen erst wohl befeuchtet, dann schnell auf Fließpapier ausbreitet, trocknet und in einem zugepfropften Gläschen aufbewahrt, mit dem Zeichen des ersten (I) Potenzgrades. Hievon wird nur ein einziges Kügelchen zur weitern Dynamisierung genommen, in ein zweites, neues Fläschchen getan (mit einem Tropfen Wasser, um es aufzulösen) und dann mit 100 Tropfen guten Weingeistes auf gleiche Weise, mittels 100 starker Schüttel-Stöße dynamisiert. Mit dieser geistigen Arznei-Flüssigkeit werden wiederum Streukügelchen benetzt, schnell auf Fließpapier ausgebreitet, getrocknet, in einem verstopften Glase vor Hitze und Tageslicht verwahrt und mit dem Zeichen des zweiten Potenz-Grades (II.) versehen. Und so fährt man fort, bis durch gleiche Behandlung ein aufgelöstes Kügelchen XXIX mit 100 Tropfen Weingeist, mittels 100 Schüttel-Stößen, eine geistige Arznei-Flüssigkeit gebildet hat, wodurch damit befeuchtete und getrocknete Streukügelchen den Dynamisations-Grad XXX erhalten. Durch diese Bearbeitung roher Arznei-Substanzen, entstehen Bereitungen, welche hiedurch erst die volle Fähigkeit erlangen, die leidenden Teile im kranken Organism treffend zu berühren und so durch ähnliche, künstliche Krankheits-Affektion dem in ihnen gegenwärtigen Lebensprinzip das Gefühl der natürlichen Krankheit zu entziehen. Durch diese mechanische Bearbeitung, wenn sie nach obiger Lehre gehörig vollführt worden ist, wird bewirkt, dass die, im rohen Zustande sich uns nur als Materie, zuweilen selbst als unarzneiliche Materie darstellende Arznei-Substanz, mittels solcher höhern und höhern Dynamisationen, sich endlich ganz zu geistartiger Arznei-Kraft subtilisiert und umwandelt, welche an sich zwar nun nicht mehr in unsere Sinne fällt, für welche aber das arzneilich gewordene Streukügelchen, schon trocken, weit mehr jedoch in Wasser aufgelöst, der Träger wird und in dieser Verfassung die Heilsamkeit jener unsichtbaren Kraft im kranken Körper beurkundet."

Krankheit und Wahrnehmung

Mit dem bisher geschilderten Ansatz lehrt uns die Homöopathie also als erstes: Meine Krankheit ist nicht etwas Äußeres, das nur Spezialisten an mir finden können. Sondern meine Krankheit ist das, was ich selbst spüren und wahrnehmen kann, an meinem Körper und auch in meiner Seele. Ich habe nicht eine „Angina“ wie hunderttausende andere Europäer im Herbst auch. Das ist nur ein ungenaues Etikett. Vielmehr spüre ich stechende Schmerzen beim Schlucken, die draußen geringer sind als im warmen Raum; dabei kann ich Trockenes leichter schlucken als Flüssigkeiten, was mir ganz seltsam vorkommt; außerdem sind die Schmerzen morgens beim Aufwachen viel schlimmer; bei alledem schwitze ich viel stärker als sonst, besonders nachts.

Häufig ist uns diese genaue Wahrnehmung unserer selbst weitgehend verloren gegangen – wir sind nie danach gefragt worden, sie galt als unwichtig, als „subjektiv“ oder gar als Einbildung. Wir haben gelernt, unsere Wahrnehmungen zu übergehen und statt dessen in Etiketten zu denken. Im Laufe einer homöopathischen Behandlung lernen wir wieder, uns selbst sehr genau zu beobachten. Wir lernen Abläufe und Rhythmen unseres Körpers und unseres Energiehaushaltes wieder kennen, die schon immer da waren. Es erschließt sich ein Teil unserer Innenwelt, den wir so nicht kannten. Dadurch kommt uns das Krankheitsgeschehen näher, und wir erleben, dass wir nicht eine Krankheit „haben“ wie einen ungebetenen Gast, den wir wieder wegschicken können. Vielmehr *sind* wir krank, ist die Krankheit eine Äußerungsform, die in ein Muster unserer Persönlichkeitsstruktur hineinpasst, wenn auch auf sehr unangenehme oder sogar bedrohliche Weise. Weil diese Tatsache so wichtig und doch so unvertraut ist, möchte ich sie noch einmal wiederholen: Meine Art krank zu sein ist für mein Wesen ebenso typisch und eine ebenso einzigartige Lebensäußerung wie meine Handschrift, mein Fingerabdruck, meine Art zu arbeiten, zu malen, zu sprechen und zu lieben. Krankheit befällt mich nicht, sondern ist meine individuelle Art, auf die Anforderungen des Lebens zu reagieren, sie zu verarbeiten oder abzuwehren. Und nur auf dieser – ganz individuellen – Ebene ist es möglich, eine andere Lösung für meine Lebensaufgaben und -probleme zu finden als das

Krankwerden. (Am Rande sei bemerkt, dass es auch überindividuelle Erkrankungen gibt, Epidemien, die anderen Gesetzen folgen und anders zu betrachten sind. Aber das soll zunächst außen vor bleiben.)

Unmittelbare Beobachtungen werden heute entweder ganz ignoriert oder aber sie werden sehr schnell gedeutet und psychologisch eingeordnet. Insofern ist es sehr wertvoll, die genaue Wahrnehmung vor aller Deutung und Theorie erst einmal zu üben und zu verfeinern. Diese Selbstwahrnehmung ergibt ein Gesamtbild, dem dann von homöopathischer Seite das Bild eines Arzneimittels gegenübergestellt wird. In der Begegnung mit dem Heilmittel können wir dann erfahren, wie sich einige Züge unseres Musters verändern, wie sich schmerzhafte oder leidvolle Aspekte des Musters in konstruktivere verwandeln, oder wie auch manchmal Muster aus der Vergangenheit wieder auftauchen. So nehmen Gesundheit und Selbsterfahrung in gleichem Maße zu. Umgekehrt sind auch der Behandler, die Behandlerin auf eine immer besser differenzierte Selbsterkenntnis und -beobachtung seitens der Patienten angewiesen. Denn komplexe Krankheitszustände lassen sich oft nicht auf den ersten Blick vollständig erkennen und verstehen. Die homöopathische Behandlung ist eine gemeinsame Reise von PatientIn und BehandlerIn, bei der sich genaue Beobachtung und genaue Mittelwahl gegenseitig ergänzen. Dadurch entsteht bei den Patienten nie das Gefühl, nur Objekt einer Behandlung zu sein. Vielmehr lernen sie, auf die eigene Kraft und das eigene Gespür zu vertrauen. Und letzten Endes entsteht Heilung dort, wo der Knoten sich ganz löst, wo wir unsere Muster klar erkennen, annehmen und ins Gleichgewicht bringen können.

Hahnemann wie auch viele seiner Nachfolger haben diesen Aspekt der Bewusstwerdung nicht für wichtig gehalten haben. Natürlich vermag die Homöopathie Lebewesen zu heilen, die keine Fähigkeit zur Selbstreflexion besitzen, oder auch Menschen an ihrem Bewusstsein vorbei zu heilen. Allerdings hat Hahnemann in seinen späten Jahren deutlich ausgesprochen, dass sein bisheriger Ansatz der Homöopathie nicht zu vollendeter Heilung führe (siehe Kasten nächste Seite). Er hat dann bis zu seinem Tode seine Miasmen-Theorie der chronischen Krankheiten zu entwickeln versucht, denn er wusste, dass sein homöopathischer Ansatz einer Ergänzung bedurfte, um Heilung dauerhaft zu machen und das ständige Verschieben von Symptomen zu verhindern, welches für so viele Therapieformen typisch ist. Aus der Sicht heutiger vielfältiger Therapieerfahrungen und auch im Rückgriff auf diejenigen Heilweisen, auf deren Basis die Homöopathie (ohne dass Hahnemann dies bewusst war) entstanden ist, wage ich die Vermutung, dass gerade diese Komponente der Bewusstwerdung zumindest für den modernen erwachsenen Menschen ein entscheidender, für Hahnemann fehlender, Faktor sein könnte, um eine wirklich stabile Gesundheit zu erreichen. Wenn Behandler und Patient diesen Weg gemeinsam beschreiten, kann die Homöopathie ein ideales Instrument dafür sein.

> „Gewöhnlich aber blieben nach öfters versuchtem Besiegen des immer etwas abgeändert sich wieder hervortuenden Übels Beschwerden übrig, welche die bisher ausgeprüften, nicht wenigen, homöopathischen Arzneien ungetilgt, ja oft unvermindert lassen mussten - immer andre und andre Beschwerden, auch wohl immer beschwerlichere und in der Folgezeit bedenklichere - selbst bei tadelloser Lebensweise des Kranken und bei pünktlicher Folgsamkeit desselben. Das chronische Siechtum ließ sich durch alles dies im Grunde nur wenig in seinem Fortgange vom homöopathischen Arzte aufhalten und verschlimmerte sich dennoch von Jahre zu Jahre.
> Dies war und blieb der schnellere oder langsamere Vorgang solcher Kuren aller unvenerischen, beträchtlichen, chronischen Krankheiten, selbst wenn sie genau nach den Lehren der bis hierher bekannten homöopathischen Kunst geführt zu werden schienen. Ihr Anfang war erfreulich, die Fortsetzung minder günstig, der Ausgang hoffnungslos.“
> (Hahnemann, Chronische Krankheiten, Bd. I, Vorwort)

Der Heilungsverlauf

Noch einmal zurück zur homöopathischen Praxis. Wir haben bisher die beiden Hauptsäulen der homöopathischen Arbeit kennengelernt: das Ähnlichkeitsgesetz und die Potenzierung der Arzneimittel. Außerdem sind uns die Arzneimittelprüfungen als wichtigste Methode des Erkenntnisgewinnes über die Arzneien begegnet. Es wurde erkennbar, dass die Homöopathie eine ganzheitliche Therapieform mit eigenen Gesetzmäßigkeiten ist. Sie blickt auf zweihundert Jahre systematischer Erfahrung zurück und ist keinesfalls eine ergänzende oder Komplementärmedizin zur derzeit vorherrschenden Schulmedizin. Vielmehr handelt es sich um eine Medizin, die sich an den ganzen Menschen wendet und sich mit jeder Art der Erkrankung auseinandersetzen kann.

Zur Ganzheitlichkeit gehört auch die zeitliche Dimension: Während einer homöopathischen Behandlung kehren oftmals frühere Symptome wieder, häufig rückwärts verlaufend in der Reihenfolge ihres Auftretens. Es sieht so aus, als würde der Organismus mit Hilfe seiner gesundenden Lebenskraft gleich auch die „Leichen aus dem Keller" holen und alte Probleme aufarbeiten, die zuvor unterdrückt werden mussten. Die Wiederherstellung der Lebensganzheit geschieht gesetzmäßig auch auf der zeitlichen Schiene. Umfassend gesund sind wir nur, wenn wir auch Licht in unsere Vergangenheit gebracht haben. Der Prozess einer ganzheitlichen Heilung unterscheidet dabei nicht zwischen seelischen und körperlichen Traumata. Alle Ebenen der Erfahrung werden aufgerollt, bis der Prozess alle Schichten des Menschen sowie alle Stadien seines Lebens berührt hat. Wer die schnelle Beseitigung lästiger Beschwerden wünscht, ist mit solch einem umfassenden Heilungsansatz nicht immer gut bedient. – Zwar kann eine homöopathische Therapie in einfachen Fällen auch schnell und schlicht lästige Beschwerden beseitigen, bleibt damit aber nur im Vorfeld ihrer Möglichkeiten.

Ein ganzheitlicher Heilungsprozess verläuft sehr oft von innen nach außen oder auch von oben nach unten. Dies beruht auf der Entwicklung von überlebenswichtigen (oft inneren oder oberen) Organen zu weniger wichtigen. So ist etwa Asthma für den Organismus bedrohlicher als ein Ekzem, ist eine Entzündung am Herzen gefährlicher als eine Gelenksentzündung und so weiter. Hauterscheinungen wandern oft vom Kopf über den Rumpf zu den Beinen, um schließlich ganz zu verschwinden. Eine Entwicklung von Symptomen in diese Richtung wird also im Rahmen einer homöopathischen Behandlung als günstig bewertet; wenn umgekehrt etwa ein Hautausschlag verschwindet, aber asthmatische Beschwerden auftreten, gilt dies als Zeichen für eine „Unterdrückung“ der Krankheit, das heißt einer Verschlimmerung, die unerwünscht ist und einen neuen Ansatz im Heilungsverlauf erforderlich macht. In der Schulmedizin, die diese ganzheitlichen Gesetzmäßigkeiten nicht berücksichtigt, kommt es immer wieder zu solchen unterdrückenden Verläufen, ohne dass diese Zusammenhänge auch nur auffallen. Denn für die neu auftretenden Symptome ist entweder ein anderer Spezialist zuständig, oder der Zusammenhang wird aus theoretischen Gründen nicht für möglich gehalten und deshalb meistens auch gar nicht erst beobachtet.

Wer mittels Cortison, Antihistaminica, Hormonen oder etlichen anderen Substanzen wichtige Reaktionsbereiche des Organismus blockiert, schränkt die Möglichkeiten der Entfaltung von Lebenskraft so stark ein, dass ein homöopathisches Mittel kaum noch eine Wirkung zeigen kann. Das ist der Grund, warum Homöopathie nur im Ausnahmefall „begleitend“ oder „ergänzend“ zur Schulmedizin eingesetzt werden kann. Beide Behandlungsformen widersprechen sich und verfolgen ein gegenteiliges Ziel. Eine homöopathische Behandlung fördert die Eigenreaktionen des Organismus, die Schulmedizin unterdrückt sie häufig und unterbindet sie auf chemischer Ebene.

Zu Hahnemanns Lebzeiten und auch noch hundert Jahre danach waren die unterdrückenden Möglichkeiten der Medizin andere als heute – es gab weder Impfungen, noch Antibiotika oder Cortison. Und nur die wenigsten Menschen konnten sich die damalige akademische Medizin leisten (womit sie sich viel Leid ersparten). Deshalb sahen die frühen Homöopathen noch häufig sehr überschaubare und gesetzmäßige Heilungsverläufe. Heute haben fast alle PatientInnen, die in die homöopathische Behandlung kommen, schon eine Fülle an Medikamenten eingenommen, sind vielfach geimpft und stehen unter dem ständigen Einfluss einer unüberschaubaren Masse an Umwelt- und „Genuss“chemikalien. Die Folge ist nicht nur ein wirres Geflecht von unterdrückten und mehrfach unterdrückten Symptomenkomplexen sondern auch eine Reihe von „Arzneikrankheiten“ oder „künstlichen Krankheiten“, wie Hahnemann sie nannte. Damit meinte er solche Krankheiten, die nicht durch die Widrigkeiten des Lebens entstanden sind, sondern die vom Menschen selbst durch den Einsatz von Giften oder schädlichen „Behandlungs“methoden hervorgerufen wurden. Hahnemann hielt solche Beschwerden für homöopathisch unbehandelbar. Zum Glück hat er mit dieser Einschätzung nicht ganz Recht behalten, sonst wäre heute eine homöopathische Praxis nicht mehr zu betreiben. Aber richtig ist, dass der größte Teil der Krankheits- und Heilungsverläufe, die wir heute beobachten, nur noch phasenweise den Regeln folgt, die von den Vätern der Homöopathie formuliert wurden. Viele Verläufe sind verwirrend, springen zwischen Symptomenkomplexen hin und her und lassen sich nur durch geduldiges und stetiges Weiterbehandeln einer Heilung zuführen.

Das Gleichgewicht lässt sich heute aufgrund unserer anderen Lebensweise mühsamer wiederherstellen als vor zweihundert Jahren. Aber damals wie heute geht es um das gleiche Ziel. Dabei ist das verordnete homöopathische Arzneimittel ein präziser Reiz, der die Lebenskraft, die Dynamis, veranlasst, ihrer Aufgabe wieder vollständiger nachzukommen und nach den in ihr liegenden Gesetzmäßigkeiten die Ganzheit des Organismus herzustellen und lebendig zu erhalten. Es ist wichtig, sich dies bei schwierigen Heilungsverläufen immer wieder vor Augen zu halten: Die Regeln sind nicht diejenigen der Homöopathie oder eines anderen ganzheitlichen Verfahrens, sondern ein Organismus muss den Regeln des Lebens folgen, die von seiner Dynamis vermittelt werden. Die Heilung geht immer von den Selbstheilungskräften des Körpers aus, alles andere sind nur Anreize und Hilfestellungen.

Eine oft zu beobachtende Verlaufsregel der homöopathischen Behandlung ist die sogenannte Erstreaktion oder auch „Erst-verschlimmerung“. Das bedeutet, dass in vielen Heilungsverläufen der Zustand des Organismus so angeregt wird, dass die Symptomatik in den ersten Stunden (oder Tagen, je nach Krankheit) zunächst verschlimmert wahrgenommen wird, um dann in Heilung überzugehen. Die Intensität und Schnelligkeit der Heilreaktion hängt ganz von der vorhandenen

Lebenskraft des betroffenen Menschen ab. Schnell heilen können die akuten Erkrankungen, zu denen in der Homöopathie all die Leiden gezählt werden, die als Reaktion auf eine äußere Schwächung der Lebenskraft aufgetreten sind. Schwieriger zu behandeln sind meistens die chronischen Erkrankungen, die den Organismus über Jahre oder Jahrzehnte beschäftigen und die oft schon als ein sogenanntes „Miasma" aus der Familiengeschichte mitgebracht werden. In der Therapie ist es deshalb wichtig zu unterscheiden, ob man es mit einem im homöopathischen Sinne akuten Auftreten einer Krankheit oder mit der Äußerung einer chronischen Erkrankung zu tun hat. Dabei meint die Homöopathie mit den Begriffen akut und chronisch nicht das gleiche wie die Schulmedizin. Ein Infekt etwa kann unabhängig von seinen Symptomen entweder eine akute Krankheit sein, oder es kann sich um das Aufflackern eines chronischen Prozesses handeln, der sich jetzt als Infekt zeigt.

Das Zustandekommen der Erstreaktion erklärte sich Hahnemann so, dass ein Arzneimittel immer eine krankheitsartige Reaktion des Organismus erzwinge. Die Erstreaktion verdränge dann die vorhandene Krankheit – sofern die „Ähnlichkeit" beider groß genug ist. Und die darauf einsetzende sekundäre Reaktion des Organismus auf den gesetzten Reiz führe schließlich zur Heilung. Mit dieser Erklärung lehnt er sich an Beobachtungen aus seiner Zeit über sich überlagernde Krankheiten an, die sich gegenseitig verdrängen können. Dieses Modell hält einer gründlicheren Betrachtung zwar nicht durchgehend stand, beschreibt aber ganz gut den Verlauf von natürlichen Heilprozessen. Vor allem aber entwirft Hahnemann damit einen bis heute vieltausendfach erprobten und verwendeten Zugang zur Erforschung von Heilmitteln. Es handelt sich dabei um die homöopathische Arzneimittelprüfung am Gesunden.

Arzneimittelprüfungen

Diese Prüfungen bilden die wichtigste Quelle für homöopathisches Wissen, worauf dann die klinischen Beobachtungen ergänzend aufbauen. Hahnemanns praktisches Basiswerk, die Reine Arzneimittellehre, ist eine Sammlung seiner ersten homöopathischen Arzneimittelprüfungen, eine Auflistung von zigtausenden Symptomen. Hahnemann selbst prüfte 99 Mittel. Nach ihm haben noch tausende weitere Prüfungen stattgefunden, so dass der homöopathische Arzneimittelschatz heute mehrere hundert einigermaßen gründlich geprüfte Mittel umfasst (nicht mehrere tausend, wie oft behauptet wird). Einige hundert weitere Mittel sind nur aus praktischen Anwendungen, von Vergiftungssymptomen oder aus der Pflanzenheilkunde bekannt, jedoch nicht gründlich homöopathisch bearbeitet. Grundsätzlich kann man schon eine Vergiftung mit einer Substanz als eine einfache Arzneimittelprüfung betrachten, die jedoch aufgrund der Beobachtungsumstände meist wenig differenzierte Ergebnisse bringt. Insgesamt sind etwa zweitausend Substanzen irgendwie im homöopathischen Zusammenhang aufgetaucht, geprüft, verwendet oder erwähnt worden. Der homöopathischen Arzneimittelforschung steht also noch ein weites Feld offen, welches seit einigen Jahren – nach langer Pause – international intensiv bearbeitet wird.

Die Möglichkeit zu einer Arzneimittelprüfung beruht darauf, dass die Lebenskraft, die Dynamis auch gesunder Menschen empfänglich für Reize von Hochpotenzen ist und daraufhin charakteristische Symptome auf allen Wesensebenen (geistig, seelisch, körperlich) hervorbringt. Das systematische Erzeugen und Erfassen solcher Symptome und Zeichen bezeichnen wir als eine homöopathische Arzneimittelprüfung. Nach Hahnemanns Vorstellung gibt es keinen grundsätzlichen Unterschied zwischen der Erzeugung von Prüfsymptomen oder einer Heilung durch eine Substanz. Die Lebenskraft reagiert immer auf die gleiche, für diesen Menschen und diese Substanz charakteristische Weise auf den Reiz. Liegt nun bereits eine gleichartige Verstimmung der Lebenskraft vor, so überlagert der Arzneimittelreiz den Krankheitszustand und die erfolgende Gegenreaktion der Dynamis löscht die Krankheitszeichen im Organismus aus. Liegt ein solcher krankhafter Zustand nicht vor, zeigen sich einfach die typischen Symptome des Arzneimittels in Reinform solange, bis der Organismus sie wieder beseitigt.

Ich habe selbst beispielsweise nach einer Arzneimittelprüfung mit der Buche (Fagus sylvatica) fast zwei Jahre lang unter bestimmten Rücken- und Knieschmerzen gelitten. Die anfängliche Reaktion war jedoch angenehm gewesen und hat mir eine klare Kraft gezeigt. Ich konnte mich gut durchsetzen, war kreativ, gut gelaunt und hatte mehr Spaß an der Arbeit. Bei jeder Begegnung mit einer Buche im Wald werde ich daran erinnert, dass ich so an ihrem Wesen und ihrer besonderen Lebensenergie teilhaben durfte. Mein Verhältnis zu den Buchen wird immer ein besonderes bleiben, denn ich weiß, dass ich für ihre Art sehr empfänglich bin, das heißt: in der Arzneimittelprüfung stark darauf reagiert habe. Die unangenehmen Reste dieses Zustandes wurden dann später, (nachdem auch sie mich einiges gelehrt und als Anzeiger dafür gedient hatten, wenn ich aus dem Gleichgewicht geraten war,) von meinem Behandler mit Tilia, der Linde, geheilt – interessanterweise ebenfalls ein einheimischer Baum.

Damit ist die Homöopathie offenbar keine „Naturheilkunde" in dem Sinne, dass die Abwehrkräfte des Körpers auf natürliche Weise gestärkt werden sollen. Die Homöopathie arbeitet nicht mit dem Konzept der Abwehrkräfte und die von ihr eingesetzten Mittel sind auch nicht „natürlich". Vielmehr handelt es sich um Arzneimittel, die in einem Höchstmaße aufbereitet und aus ihrem „natürlichen" Zustand verändert worden sind. In gewisser Hinsicht, alchemistisch betrachtet, lässt sich zwar sagen, dass damit ein Stoff seinem Wesen näher gebracht wird, dass Materie durch Potenzieren zur Reife gebracht wird; aber das ist nicht „natürlich" im Sinne der Naturheilverfahren, die mit Wasser, Licht, Nahrung, Fasten, Bewegung, Mineralstoffen, Heilkräutern usw. den Organismus positiv zu beeinflussen versuchen. Das durchaus lobenswerte und wichtige Bestreben der Naturheilkunde, den belasteten Körper zu stärken, hat nichts mit dem Erkennen des geistigen Bildes oder Hintergrundes einer Erkrankung zu tun, wie die Homöopathie es versucht. Eine gesunde Lebensweise kann der Homöopathie insofern hilfreich sein, als sie zur Ausräumung von Heilungshindernissen beiträgt, auf die schon Hahnemann großen Wert legte.

Selbst manche Homöopathen, besonders aber die populäre Literatur verbreiten vielfach, die homöopathische Methode sei unschädlich und habe, selbst wenn sie nicht nütze, zumindest keine Nebenwirkungen. Doch alles, was zu heilen vermag, kann auch krank machen. Selbst ein harmloser Kräutertee, zur falschen Zeit und im Übermaß genossen, kann Symptome hervorrufen. Und unsere Kenntnis der homöopathischen Arzneimittel beruht gerade auf ihrer Fähigkeit, bei gesunden Menschen Symptome hervorzubringen, die sogenannten Prüfsymptome. Ohne diese zum Teil recht drastischen „Nebenwirkungen" wären die homöopathischen Arzneimittelprüfungen völlig sinnlos. Es ist ein Grundgesetz der Homöopathie, dass ein falsch verordnetes Mittel deutliche Symptome hervorrufen kann. Dieser Effekt ist in der Arzneimittelprüfung erwünscht und notwendig, in der Therapie aber sorgfältig zu beachten.

Eine Arzneimittelprüfung geht folgendermaßen vonstatten:[4] Es findet sich eine Gruppe von Interessierten zusammen, meist HomöopathInnen, idealerweise um die 20 Personen. Unter diesen wird je ein bis zwei Prüfenden ein/e SupervisorIn zugeteilt, die den gesamten Verlauf der Prüfung beobachten, aufzeichnen, die Eingangsanamnese machen und für die Gesundheit der Prüfenden verantwortlich sind, das heißt im Falle zu heftig auftretender Symptomatik die Arzneimittelprüfung abbrechen.

Die Prüfenden nehmen von der (ihnen meist unbekannten) Substanz eine Potenz zwischen C 6 und C 200 solange ein, bis klare Symptome auftreten. Diese werden in einem Tagebuch, welches schon ein paar Tage vor Beginn der Prüfung zu führen ist, minutiös aufgezeichnet. Außerdem findet ein täglicher Kontakt zwischen Prüfenden und Supervidierenden statt, um eine äußere Beobachtung zusätzlich zu gewährleisten. Wenn nach ein paar Tagen bis zwei Wochen die Symptomatik wieder zurückgeht, findet eine lockere Nachbeobachtung in größeren Abständen über zwei bis drei Monate statt. Anschließend werden alle aufgezeichneten Symptome, Zeichen, Stimmungen, Träume und Eindrücke zusammengetragen und von der Prüfungsleitung ausgewertet, sortiert, gewichtet und in einem aufwendigen Arbeitsprozess in die Form gebracht, die dann als „homöopathische Arzneimittelprüfung“ des betreffenden Mittels veröffentlicht werden kann. Die erste Sammlung solcher Ergebnisse war Hahnemanns Reine Arzneimittellehre. Sie dient den behandelnden HomöopathInnen als Grundlage ihrer Mittelverordnung. Im Laufe vieler Jahre zeigt sich, welche der unzähligen Symptome eines bestimmten Mittels bei Kranken häufig auftreten und welche durch dieses Arzneimittel geheilt werden konnten. Wichtiges scheidet sich so von Unwichtigem, Typisches von Allgemeinem; und nach und nach entsteht ein klinisch erprobtes, zuverlässiges „Mittelbild“, anhand dessen eine homöopathische Verordnung getroffen werden kann. Die Materia medica der homöopathischen Arzneimittel enthält für jedes gebräuchliche Mittel eine Sammlung bewährter und oft bestätigter Symptome und macht sie dadurch handhabbarer. Allerdings bleibt der Text der Originalprüfung eines Mittels stets die letzte Instanz, um zu überprüfen wie passend es in einem Einzelfalle wirklich ist.

Bereits um die vorige Jahrhundertwende füllten ausführliche Arzneimittellehren Dutzende dicker Bände, und heute wäre ohne moderne Computertechnik das im Laufe von zwei Jahrhunderten angesammelte Material der internationalen homöopathischen Gemeinschaft völlig unüberschaubar. Heutige HomöopathInnen informieren sich per Internet über neue Arzneimittelprüfungen.[5] Wie alle anderen Kenntnisse in unserem Kulturraum ist auch das homöopathische Wissen unerhört komplex und umfassend geworden. Ob wir dadurch bessere BehandlerInnen geworden sind, ist eine andere Frage.

> „Was ist denn ein Arzt? Der ist es, der die Kranken gesund machen kann.“ (Paracelsus)[6]
>
> „Des Arztes höchster und einziger Beruf ist, kranke Menschen gesund zu machen, was man Heilen nennt.“ (Hahnemann, Organon § 1)

Gesundheit, Krankheit und Symptome

Hahnemanns Satz, dass es gelte, „kranke Menschen gesund zu machen“, klingt auf den ersten Blick fast trivial. Angesichts gerade der Entwicklung der modernen Medizin drängt sich jedoch die Frage auf, was wir unter einem „kranken Menschen“ verstehen und wann wir uns „gesund“ nennen dürfen. Die moderne Medizin weiß zwar unglaublich viel über Krankheiten, aber nichts über Gesundheit. Eines der wichtigsten Lebensgesetze ist, dass ich das erzeuge, worauf ich mich konzentriere. Eine Medizin, die sich nur um Krankheiten kümmert, kann gar nicht gesund machen, bestenfalls symptomfrei. Und so wird Gesundheit oft als Symptomfreiheit verstanden: Ich fühle mich dann gesund, wenn ich mich möglichst wenig spüre.

Ein Symptom weist darauf hin, dass ich krank bin; aber nicht das Symptom ist die Krankheit. Ein Symptom zum Verschwinden zu bringen, hat ebenso wenig mit der Überwindung des Krankseins zu tun, wie das Entfernen einer Warnlampe mit der Reparatur einer Maschine.

Schon der Sprachgebrauch ist verräterisch: Ich „habe“ eine Krankheit, wie ich ein Auto habe oder wenig Geld, „habe“ eine Krankheit wie etwas von außen Hinzukommendes, was ich loswerden möchte. Richtiger wäre zu sagen, „ich bin krank“ oder „mir fehlt etwas“. Die Symptome des Krankseins weisen auf das hin, was fehlt. Selbst die typische, oft paternalistisch verwendete ärztliche Frage „Na, was fehlt uns denn?“ hat ihre Weisheit, denn was einem Menschen fehlt, das fehlt letztlich uns allen. Auch im Kranksein ist Individualität eine Illusion. Der einzelne Kranke trägt nur ein Problem der ganzen Gemeinschaft ins Spürbare, ist insofern selbst nur Symptom.

Richtig wäre zu sagen: *Ich bin krank*, und dieses Krank*sein* zeigt sich an meinen Symptomen. Die Symptome sind nicht nur Warnsignal, sondern auch Wegweiser zu dem, „was mir fehlt“. Das Fatale an der Schulmedizin liegt gar nicht in der Giftigkeit ihrer Medikamente, sondern darin dass sie die Wegweiser wegräumt, bevor sie den Weg gefunden hat.

Gisela

Ich habe mehrere Jahre lang eine Frau betreuen dürfen, die klinisch gesehen so krank war, wie man nur sein kann. Sie hatte unzählige Operationen hinter sich, litt an metastasierten Sarkomen (einer schweren Form von Krebs), war dialysepflichtig niereninsuffizient, hatte durch die vielen notwendigen Blutwäschen eine Hepatitis C bekommen, konnte wegen eines chronischen Hüftleidens kaum noch gehen, und war schließlich noch so gut wie erblindet. Medizinisch war sie ein hoffnungsloser Fall – aber als Mensch lebendig und hoffnungsvoll. Sie sagte stets – und ich konnte es ihr glauben -, dass ihre Erkrankungen das größte Glück seien, das ihr widerfahren ist. Sie hätte sonst weiter so gelebt wie bisher, ohne jemals wach zu werden. Sie war beruflich erfolgreich gewesen, hatte sehr eigenständig gelebt, Freunde und Partner gehabt, aber sich selbst ganz verloren. Jetzt, den nahen Tod vor Augen, genieße sie jede Minute und lebe so intensiv wie nie zuvor. War diese Frau kränker oder gesünder als vor Beginn ihrer Symptomatik? Sie selbst hatte dazu eine ganz andere Meinung als ihre Ärzte. Sie sah ihre „Krankheiten" als einen gelungenen Versuch an, ihr Leben zu heilen – obwohl sie daran sterben würde. In ihrem Leiden hatte sie eine größere Ganzheit ihres Selbst gefunden als vorher und eine neue Einstellung zum Leben. Ihre Beziehungen vertieften sich, und sie war viel damit beschäftigt, anderen zu helfen, zu raten und sie zu trösten. Ihr Körper war schon so weit geschädigt, dass seine Integrität nicht wieder herzustellen war, doch lebte Gisela mit ihrer neu gewonnenen inneren Mitte trotz einer auf wenige Wochen lautenden Prognose noch fünf glückliche Jahre lang. – Und ich werde ihr immer dankbar sein für die Lektion über die Werte des Lebens, die sie mir durch ihr Dasein erteilt hat.

Hat Krankheit eine Ursache, oder verfolgt sie eine Absicht? Diese Grundentscheidung in der Sicht von Krankheit führt zu ganz verschiedenen Ansätzen in ihrer Behandlung. Verfolgt Krankheit primär eine Absicht, dann wäre es sinnlos, ihre Ursachen zu beseitigen. Das Kranksein wird sich eine neue Ausdrucksform suchen. Es muss dann darum gehen, ihr beim Erreichen ihres Zieles zu helfen, und dies möglichst auf eine Weise, die für den betroffenen Menschen zuträglicher ist als der Verlauf der Krankheit – falls das möglich ist. Die verschiedenen ganzheitlichen Therapieformen beschreiten dazu unterschiedliche Wege.

Das bedeutet nicht, dass offenkundige Ursachen von Krankheit geleugnet werden sollen. In der Benennung von Krankheitsursachen, von Viren, Bakterien, Giften, Erziehung, Traumata usw. hat die Schulmedizin sicherlich Recht. Aber ebenso gewiss führt diese Betrachtungsweise nicht weiter, wenn es um Heilung geht. Die Ursache einer Krankheit zu beseitigen, nützt ausschließlich dann etwas, wenn ich das Kranksein (und damit das Leben überhaupt) für ein sinnloses Geschehen halte. Krankheit ist dann nicht der Ausdruck von etwas, sondern eine bedauerliche Panne, die behoben werden muss. Dethlefsen und Dahlke gehen so weit zu sagen: „Die Krankheit macht den Menschen heilbar. Krankheit ist der Wendepunkt, an dem das Unheil sich in Heil wandeln lässt. Damit dies geschehen kann, muss der Mensch seinen Kampf einstellen und statt dessen hören und sehen lernen, was die Krankheit ihm zu sagen hat. Der Patient muss in sich hinein lauschen und in Kommunikation mit seinen Symptomen gehen, will er deren Botschaft erfahren. (...) Er muss also das Symptom überflüssig machen, indem er ins Bewusstsein hineinlässt, was ihm fehlt. Heilung ist immer mit einer Bewusstseinserweiterung und Reifung verbunden.“[7]

Wenn wir einen solchen Zugang zum Heilen suchen, ist dreierlei zu bedenken: Erstens hat Bewusstwerdung nichts mit psychologischer Deutung zu tun. Dies wird oft verwechselt. Wenn ich irgendwo nachlese oder mir mein Therapeut erzählt, wofür ein bestimmtes Symptom steht, dann habe ich damit vielleicht eine interessante kognitive Erkenntnis gewonnen, aber kein größeres Bewusstsein und nicht mehr Gesundheit. Die Deutung von Vorgängen im Leben ist oft wichtig, um sie in unser mentales Abbild der Wirklichkeit einzuordnen und damit auch den Verstand zur Ruhe zu bringen, aber sie ändert nichts an der Wirklichkeit selbst. Bewusstwerdung ist etwas ganz anderes. Sie entsteht, wenn helles Bewusstsein in das Symptom selbst gebracht wird, welches bis dahin nur als Schmerz oder Unwohlsein erlebt werden konnte. Damit wird dieses Symptom in den geistigen

Organismus der Person wieder aufgenommen und meistens auf die Ebene zurückgeführt, aus welcher es entstanden ist. Bewusstwerdung bedeutet, dass wir das integrieren, „was uns fehlt“. Dieser Vorgang ist zwar bewusst, aber nicht verbal-gedanklich. Immer wieder begegne ich Menschen, die lange Psychotherapien hinter sich haben und mir sehr genau schildern können, warum sie ihre Probleme haben, was die Ursachen sind und warum sich diese körperlich ausdrücken müssen. Aber das Problem, dessen Ursache sie nun angeben können, bleibt. Ein Akt der Bewusstwerdung findet nicht im Verstand statt, sondern im Körper. Es ist eine typische Verwechslung unserer Zeit, das denkende und redende Alltagsbewusstsein für *das* Bewusstsein zu halten. Die Bewusstseinsanteile, um die es in den meisten Krankheiten geht, unterliegen aber nicht dem gedanklichen Zugriff. Das Fühlen ist der Ebene, auf die es ankommt, schon einen Schritt näher.

Die zweite Falle bei diesem Ansatz sind die kulturell tief verankerten Schuldgefühle, die sofort anspringen, wenn festgestellt wird, dass irgendetwas mit mir persönlich zu tun habe. Daher wirkt es als eine unglaubliche Entlastung für viele Menschen, wenn für ihre Erkrankung eine außen liegende Diagnose gefunden wird und wenn es nicht „psychisch“ ist. Abgesehen davon, dass die ganzheitliche Betrachtung der Homöopathie diese Aufspaltung in äußere und innere Krankheitsursachen nicht kennt, hat es auch nichts mit Schuldverteilung zu tun, wenn man das Kranksein mit dem eigenen Leben verbindet und die Verantwortung dafür übernimmt.

Drittens ist der Weg der Bewusstwerdung zwar einer, den heute viele ganzheitliche TherapeutInnen favorisieren, der aber zunächst nicht Teil der homöopathischen Tradition war. Es ist möglich, Menschen an ihrem Bewusstsein vorbei zu heilen, das heißt Symptome zu beseitigen, ohne dass den Betreffenden ein Zusammenhang zu ihrem Leben deutlich geworden wäre. In dieser Hinsicht ist die Krankheit mit ihrer Symptomatik nur ein offenes Angebot zur Bewusstwerdung, keine Verpflichtung. Allerdings ist das Kranksein eine der größten Chancen zum Lernen, die das Leben uns bietet, gerade weil das Leid – anders als bei kollektiven Ereignissen – sehr genau auf uns zugeschnitten ist, sozusagen der perfekte Spiegel dessen, was „uns fehlt“. Diejenigen Menschen jedoch, die sich einmal auf den Weg der Bewusstwerdung begeben haben, können sich nicht mehr einfach für eine „bewusstlose“

Heilung entscheiden. Ihre Symptome drängen unabweisbar auf eine bewusste Bearbeitung.

Wenn wir darüber nachdenken, dass Krankheit einen „Sinn“ im menschlichen Schicksal erfüllt und uns nicht daran hindert, sondern vielmehr dazu beiträgt, dass wir in einem umfassenderen Sinne „heil“ werden („dass unser inwohnende, vernünftige Geist sich dieses lebendigen, gesunden Werkzeugs frei zu dem höhern Zwecke unsers Daseins bedienen kann“, wie Hahnemann es ausdrückt[8]), dann gilt dieses Nachdenken zunächst nur für solche Lebensumstände, unter denen individuelles Schicksal sich überhaupt verwirklichen kann. Dort wo Menschen in völligem Elend leben, wie wir es leider für einen großen Teil der Menschheit zulassen, die von Seuchen und Hungersnöten heimgesucht werden, ist es sinnlos, von Krankheit als einem Weg oder einer Schicksalsaufgabe für das Individuum zu sprechen. Individueller Sinn kann sich nur dort erschließen, wo der einzelne Mensch von den Kollektivkräften hinreichend frei ist, um sich mit der eigenen Schicksalserfahrung überhaupt auseinandersetzen zu können. Unter derartigen Umständen ist die Menschheit insgesamt der kranke Organismus, der zu lernen und ein neues Gleichgewicht zu finden hat. Das Besondere des Menschenlebens ist, dass wir immer Sinntragende und -ertragende auf mehreren Ebenen zugleich sind: als Individuen, als Teil von Familien und Ahnenreihen, als Teil größerer sozialer Bewegungen, als Teil von Völkern und Nationen, als Teil religiöser Bewegungen und schließlich als Teil der Menschheit.

Für ein tieferes Verstehen unseres Lebens ist es entscheidend, die Sinnfrage auf der richtigen Ebene zu stellen. Die Erfahrungen mit Familienaufstellungen und systemischer Therapie in den letzten Jahren haben deutlich gemacht, in welchem Ausmaß sich ein Familienschicksal sozusagen „ohne Ansehen der Person“ an einem einzelnen Menschen verwirklichen kann. Bestimmte Schicksalserfahrungen eines Individuums lassen sich allein aus der Stellung in der Ahnenreihe und im Familiensystem nahezu vorhersagen, unabhängig von den persönlichen Eigenschaften und Neigungen des betroffenen Einzelnen.

Diesen Erkenntnissen hat die homöopathische Theorie mit der Vorstellung der Miasmen vorgegriffen, welche Generationen übergreifen und die Disposition zu bestimmten Erkrankungstypen bedingen. Ohne eine Ausheilung dieser „Miasmen“ – so Hahnemann – ist andauernde Gesundheit nicht möglich, auch nicht bei guter individueller Behandlung nach dem Ähnlichkeitsgesetz. Die Miasmentheorie ist unter HomöopathInnen umstritten geblieben, weil Hahnemann darin die reine Beobachtung einer Theorie unterordnet und diese obendrein nicht besonders einleuchtend ausgearbeitet hat. Jedenfalls scheint sie jeder Homöopath anders zu verstehen.

Bei Fragen nach der Sinnhaftigkeit des Krankseins, dem Verständnis von Gesundheit, dem Verhältnis von kollektiven und individuellen Prozessen, bewegen wir uns außerhalb der Empirie im Bereich der Spekulation und der Weltanschauung. Wenn ich nach dem Sinn von Krankheit und Gesundheit frage, muss ich auch fragen, welchen Sinn ich dem Leben überhaupt geben will. Jede Heilweise, die sich selbst ernst nimmt, verlangt nach dieser Auseinandersetzung. Die Fragen werden immer wieder neu beantwortet, von jeder Therapeutin, jedem Leidenden, jeder Generation, jeder Kultur. Wichtig ist, im Blick zu behalten, dass jede versuchte Antwort auf die Sinnfrage immer der Entscheidung für eine Heilmethode vorausgeht und niemals empirisch zu begründen ist.

Die individuellen Antworten sind nie losgelöst von weltanschaulichen Rahmenbedingungen, aus denen ihre Sprache, ihre Bildwelt und Struktur stammen. In den folgenden Kapiteln werden wir die zur Homöopathie gehörigen geistigen Konzepte betrachten. Und darin wird sich auch zeigen, welche Bedeutung die ihr zugrunde liegende Weltanschauung über den Einsatz als Heilverfahren für unser Leben hat, denn darin liegt die wahre Faszination der Homöopathie für alle, die ihr einmal näher begegnet sind.

Dynamis – die Lebenskraft

Alle Studierenden der Homöopathie lernen als Erstes, dass diese Heilweise über eine Beeinflussung der Lebenskraft nach dem Ähnlichkeitsgesetz wirkt. Über das Ähnlichkeitsgesetz und seine Anwendung lernen sie dann jahrelang mehr, hinsichtlich der Lebenskraft bleibt es aber bei der diffusen Vorstellung, sie sei bei Krankheit „verstimmt" und müsse zur Gesundung wieder richtig ins Gleichgewicht gebracht werden.

Was aber genau die Lebenskraft sein soll, welche Eigenschaften sie hat und welchen Gesetzmäßigkeiten sie unterliegt, bleibt offen, ja, wird nicht einmal als Frage gestellt.

Zumindest Letzteres will ich hier versuchen: die Frage stellen, was wir uns unter der „Lebenskraft" vorstellen können und ein paar Ansätze zu einem Verständnis vorschlagen. Um es gleich zu sagen: in diesem Kapitel finden sich keine Antwort, sondern nur Fragen, Ansätze, Überlegungen. Wenn aber die Lebenskraft als zentrale Vorstellung der Homöopathie neu in den Blick kommt, dann hat der Artikel sein Ziel erreicht.

Zunächst fällt auf, dass schon die Ansichten darüber, was mit dem Begriff gemeint ist, denkbar weit auseinander gehen.

Hahnemann hat dieses Problem insofern mit erzeugt, als er uns eine schwierige theoretische Konstruktion zumutet (Krankheit beruht allein auf einer Verstimmung der geistartigen Lebenskraft), über die er gleichzeitig ein Denkverbot verhängt (keine Spekulationen und Ergrübelungen) und die er selbst im Organon widersprüchlich verwendet (vgl. §§ 9 und 288-89).

Wenn man die Frage nach der Lebenskraft nicht nur homöopathiegeschichtlich betrachtet sondern als Frage nach dem, was das Leben als Leben ausmacht, führt uns die Fragestellung mitten in die heutzutage heikelsten Themen der Philosophie – und mitten in die Menschheitsfrage nach dem Ursprung und der Verfasstheit des Menschseins selbst. Die Fragen nach dem Ursprung und den Grundbedingungen unseres Seins und Daseins gehört in den Bereich der Metaphysik, der Ontologie – einen Teilbereich der Philosophie, der im Verlauf der Neuzeit bis heute zunehmend tabuisiert ist, da alle Fragen nach dem, was über die empirische, sinnliche Erfahrung des alltäglichen, „normalen" Menschen hinausgeht und nicht unmittelbar den praktischen Problemstellungen des Handelns dient, oftmals als unzulässig gilt. Dennoch ist für viele von uns ein „Begriff" dessen, was die Lebenskraft ausmacht, im gelebten Leben erfahrbar und als Lebendigkeit, Vitalität, Energiefluss spürbar und empfindbar. Überhaupt ist es mit dem „Leben" ähnlich, wie mit dem Zeitbegriff, von dem Augustinus sagt: „Was ist also die Zeit? Wenn mich niemand danach fragt, weiß ich es, wenn ich es aber einem, der mich fragt, erklären sollte, weiß ich es nicht;"9

Die Frage nach der „Lebenskraft" verwendet die Begriffe „Leben" und „Kraft".

Nicht zuletzt berührt genau dieser ganzheitliche Ansatz „Lebenskraft – belebter Organismus – Ganzheit" das uralte Leib- Seele-Problem, also das Zusammenspiel von Körper und Geist, Materie und Geist. Auch die Bestimmung von Gesundheit und Krankheit (s. Organon §9; Krankheit als Verstimmung der Lebenskraft; Gesundheit als Ganz-Sein, Heil- „whole"-Sein) hängt mit der Thematik zusammen.

Als erste Annäherung lassen sich drei unterschiedliche Positionen unterscheiden:

a) Lebenskraft ist ein abstraktes, Ganzheit stiftendes Konzept. Wissenschaftsgeschichtlich und philosophisch wird dieser Ansatz als „Vitalismus" bezeichnet.
b) Lebenskraft ist ein konkretes Agens, das bestimmten Gesetzmäßigkeiten unterliegt und auch quantitativ fassbar ist.
c) Lebenskraft ist ein überflüssiges Konzept, der Begriff bezeichnet keine Realität und sollte aufgegeben werden. Ein systemtheoretisches Konzept führt im Verständnis homöopathischer Wirkungen weiter.

Mit Punkt a) hat sich Susanne Diez ausführlich in einem Artikel in den Documenta Homoeopathica auseinandergesetzt.[10]

Punkt c), der in diesem Artikel nicht erörtert wird, wird mit ausgezeichneter Argumentation vertreten von Georg Ivanovas[11]. Auch wenn dieser Standpunkt manch einem klassischen Homöopathen ziemlich „quer“ gehen wird (und ich ihn nicht teile), sind die Positionen sehr bedenkenswert und weisen auf die Schwachstellen des Lebenskraft-Konzeptes hin. Im Dialog mit einer positivistischen Naturwissenschaft des herkömmlichen Paradigmas werden wir nicht umhin können, uns ausführlich und konstruktiv mit diesem Standpunkt zu beschäftigen und seine Stärken wertzuschätzen.

Punkt b) geht die Fragestellung weniger von der philosophischen, sondern eher von der pragmatischen Seite an. Dieser Ansatz wird Inhalt dieses Kapitels sein.[12]

Wollen wir uns mit der Lebenskraft beschäftigen, so bietet es sich an, den Blick auf andere Wissensgebiete zu erweitern, in welchen bereits eine Menge an Kenntnissen dazu gesammelt worden ist. Was können wir vom Konzept des Flusses des Chi in den Meridianen des Körpers lernen, das von der chinesischen Medizin seit Jahrtausenden verwendet wird? Ist dieses Chi unsere Dynamis, oder etwas Ähnliches oder nicht zu vergleichen? Wenn wir unsere eigenen Konzepte ernst nehmen, dann kommen wir an solchen Fragen nicht vorbei. Und wie sieht es mit dem Orgon der Reich´schen Psychodynamik aus?

Und vor allem: Was sind eigentlich unsere eigenen Erfahrungen beim Heilen mit der Lebenskraft?

Erstaunlicherweise wird darüber so gut wie gar nicht nachgedacht. Ich kenne bedeutend mehr Texte zu Antidotierungen oder anderen Nebenthemen als Überlegungen dazu, was es denn genau bedeutet, die Lebenskraft beeinflussen. Dabei hat uns Hahnemann schon einen Weg in diese Richtung gewiesen: In seinen §§ 288-89 zum Mesmerismus setzt er sich mit der Frage auseinander, wie diese Kraft direkt von Mensch zu Mensch übertragen werden kann. Es geht ihm also nicht um ein abstraktes Konzept, als ließe sich die „dynamische Verstimmtheit“ auch durch ein anderes Theorem ersetzen. Vielmehr betrachtet er die Lebenskraft als eine Gegebenheit, die nicht physisch sondern „geistartig“, aber sehr real vorhanden ist, der die körperlichen Vorgänge untergeordnet sind und die auf unterschiedlichen Wegen beeinflussbar ist.

Wenn Hahnemann in den ersten grundsätzlichen Abschnitten seines Organon (§§ 9-11) über die Lebenskraft schreibt, so scheint er damit ein allgemeines, philosophisch zu verstehendes Prinzip zu meinen: „Der materielle Organism, ohne Lebenskraft gedacht, ist keiner Empfindung, keiner Tätigkeit, keiner Selbsterhaltung fähig; nur das immaterielle, den materiellen Organism im gesunden und kranken Zustande belebende Wesen (das Lebensprinzip, die Lebenskraft) verleiht ihm alle Empfindung und bewirkt seine Lebensverrichtungen." (§ 10) Schauen wir allerdings auf die §§, in welchen er konkret und praktisch schreibt, etwa über den Mesmerismus (§§ 288-89), so wird deutlich, dass er sich eher ein zwar nicht-materielles, aber durchaus konkretes und übertragbares Fluidum vorstellt. Anders läßt sich nicht verstehen, dass er vom Ein- und Ausströmen der Lebenskraft, von ihrem Mangel oder Überschuss und von der Übertragung von einem Menschen zum anderen redet. In seinem „Versuch über ein neues Prinzip zur Auffindung der Heilkräfte der Arzneisubstanzen" (S.137) spricht er gar von „der Gegend des Magens (der Gegend des vermutlichen Hauptorgans der Lebenskraft)", sieht also die Lebenskraft als lokalisiert im Körper und mit einer erkennbaren Struktur versehen. Beim „Hauptorgan" der Lebenskraft sind wir versucht, an die Chakren des hinduistisch-buddhistischen Menschenbildes zu denken.

Überhaupt könnte es ein lohnendes Projekt sein, die Organisation der Lebenskraft im menschlichen Organismus in Form von Chakren oder Meridianen auch für die homöopathische Theorie in Betracht zu ziehen. Zum einen würde das Verständnis der Lebenskraft damit aus homöopathischer Sicht besser differenzierbar. Und zum anderen könnte dieses Verständnis als Brücke zu anderen ganzheitlichen Verfahren wie der TCM oder dem Ayurveda, zu bioenergetischen Therapien und geistigen Heilweisen dienen, deren Erkenntnisse und Diagnosen sich bisher kaum in homöopathische Begriffe übersetzen lassen.

Wie können wir uns eine Vorstellung oder ein Modell davon bilden, wie die Muster, die wir mit homöopathischen Mitteln zu beschreiben versuchen, und die Menge dieser Lebenskraft an sich zur Gesundheit zusammenwirken? Und in welchem Verhältnis steht Hahnemanns Konzept der Dynamis zu den anderen genannten Medizinsystemen?

Ich möchte hier ein Modell vorschlagen, das zwei unterschiedliche therapeutische Zugänge zur Lebenskraft vereint und auf einige interessante praktische Konsequenzen daraus hinweisen. Wie an allem, was ins Dasein tritt, können wir an der Lebenskraft zwei Aspekte unterscheiden: den Inhalt und die Form, hier genauer zu bezeichnen als die reine Energie und die Struktur oder das Muster. Zwar legt die Begriffsbildung „Lebenskraft“ nahe, dass nur vom reinen Kraft-Aspekt die Rede sei, aber die Verwendung zeigt, dass dies nicht der Fall ist. Denn wenn verschiedene homöopathische Mittel unterschiedliche Wirkungen haben, dann haben wir es mit einer Differenzierung zu tun, die in der Struktur liegt, sofern wir nicht eine unendliche Vielzahl völlig verschiedener „Lebenskräfte“ annehmen wollen. Da aber „Lebenskraft“ nur im Singular gebraucht wird, können wir eine Unterscheidung in die bloße Kraft und ihre Struktur annehmen. So wie ein Klang einen Aspekt reiner Energie hat, der in der bloßen Intensität der Luftbewegung liegt, und einen Aspekt der Struktur, der in der Frequenz und Verteilung der Obertöne liegt. Ein Klang ist einerseits eine physikalische Kraft (Luftbewegung), die sich auch in Wärme oder Elektrizität verwandeln kann, und andererseits eine Information, die sich als Note aufschreiben oder als digitales Muster auf eine CD brennen läßt. Betrachte ich nur die physikalische Energie-Komponente, so gibt es keinen Unterschied zwischen Musik und Rauschen, die Information fehlt. Betrachte ich nur die aufgeschriebenen Noten, so habe ich nur die Information ohne physikalische Umsetzung. Ein Lied hören kann ich nur, wenn beides vorhanden ist.

Die an der Lebenskraft orientierten Therapieformen des Abendlandes haben beide Aspekte bisher voneinander getrennt angesprochen – im Gegensatz zur chinesischen und indischen Medizin, die beides zugleich berücksichtigt.[13] Mesmerismus, Geistheiler und Reich´sche Therapeuten betrachten überwiegend den rein quantitativen Aspekt der Lebenskraft, während die Homöopathie sich ganz auf den Aspekt der Information konzentriert, indem sie das Muster zu beeinflussen versucht, in welchem die Energie verarbeitet wird. Hahnemann selbst hatte wie gesagt noch im Sinn, auch die Menge der Lebenskraft zu vermehren, oder abzuleiten und durch ausgiebige diätetische Maßnahmen günstig zu beeinflussen. Diese Ansätze sind aber von seinen Nachfolgern kaum aufgenommen worden und spielen heute keine wirkliche Rolle mehr.

Anders gehen die Therapieformen aus dem Umfeld Wilhelm Reichs und die daraus folgenden Körpertherapien die Problematik eher von der Energieseite her an und verlassen sich darauf, dass ein ausreichendes Maß an frei fließender Lebensenergie die Gesundheit von allein wieder herstellt.[14]

Noch ein Wort zur „Energie“: Es ist in der modernen Homöopathie üblich davon zu sprechen, dass die homöopathischen Mittel „Energie“ übertragen oder „Schwingungen“. Dieser Wortgebrauch ist nicht sinnvoll, denn was wir durch die Potenzierung von der materiellen Ausgangssubstanz unseres Mittels ablösen und dem Trägermedium (Alkohol, Zucker) einprägen, ist eine Information. Würden wir uns die Globuli als Träger von Energie vorstellen, so wären sie eine Art kleiner Batterien, deren Energie dann aber um so größer sein müsste, je dicker der Globulus ist, denn Energie ist multiplizierbar. Und sie würden die Energie im Laufe der Zeit an die Umgebung verlieren und hätten ein festes Verfallsdatum. Wir wissen, dass dies alles nicht der Fall ist. Das homöopathische Arzneimittel überträgt also keine „Energie“, sondern eine Information, ein Muster. Deshalb ist es egal, ob die Globuli groß oder klein sind, ob ich eines oder drei nehme und ob ich Zuckerkügelchen oder Alkoholtropfen nehme, so wie es egal ist, ob ich ein Gedicht auf ein großes oder kleines Blatt drucke oder auf den Tisch schreibe oder fünf mal kopiere. Die Information bleibt die gleiche, allenfalls ihre Zugänglichkeit wird beeinflusst.

Schauen wir uns diese Aufspaltung der Lebenskraft in den Kraft- (Energie, Inhalt) und Struktur- (Muster, Form) Aspekt an, wie sie für die Homöopathie im Sinne Hahnemanns typisch ist, so läßt sich leicht verstehen, warum Hahnemann in allen seinen Schriften die Lebenskraft als „instinktartig, verstandlos und bewusstlos“ bezeichnet und dem von ihr beherrschten Körper eine Selbstheilungskraft nicht zutraut. Stelle ich mir die Lebenskraft getrennt von ihrer Information vor, dann ist sie allerdings „verstandlos“ und ich muß ihr die Information, das Muster mit Hilfe von Arzneimitteln aufprägen. Selbstheilung funktioniert nur, wenn beides stimmt: Wenn grundlegend genügend Kraft zur Verfügung steht und wenn das wirkende Muster zum Problem passt. Um mal einen technischen Vergleich zu bemühen: Das beste Computerprogramm funktioniert nicht, wenn kein Strom fließt, aber viel elektrischer Strom führt auch nicht von allein zum Ziel, wenn das falsche Programm eingeschaltet ist.

Allerdings ist diese Aufspaltung eine künstliche, rein begriffliche. In der Wirklichkeit tritt beides gewöhnlich zusammen auf. Sowenig ich ein Lied in den „verstandlosen“ Luftdruck und die Noten aufspalten kann, sowenig gibt es im Körper eine bloß instinktive Lebenskraft, die ihre Information nur über Globuli erhalten kann.

Es kann aber sein, dass ich ein Lied zu leise oder zu laut spiele und es deshalb nicht richtig wahrgenommen werden kann. Und es kann auch sein, dass ich es falsch spiele, und dann klingt es auch nicht besser, wenn ich es ganz laut stelle. An diesem Modell würde ich die Beeinflussung der Lebenskraft durch unterschiedliche therapeutische Maßnahmen zu verstehen versuchen.

Mit unseren verschieden hohen Potenzen haben wir schon ein gewisses Regulativ, die in den Organismus gegebene Information „laut“ oder „leise“ zu stellen – auch wenn es zur jeweiligen Verwendung der Potenzen so viele Theorien wie Homöopathen gibt. Und wir hören auch, dass wir bei sehr geschwächten Patienten mit der Gabe von Mitteln „vorsichtig“ sein sollen, weil die Lebenskraft so niedrig ist, dass eine Reaktion auf das Mittel schwer zu verkraften sei. Aber wie gebe ich ein Mittel „vorsichtig“? Wann sind sie „laut“ oder „leise“? Dazu gibt es keine klaren Ideen. Hahnemann hätte gesagt: „leise“ bzw. „vorsichtig“ sind möglichst hohe Potenzen, weil diese die Giftigkeit reduzieren und das Mittel feiner wirkt. Heute würde viele Homöopathen sagen: möglichst niedrige Potenzen seien „vorsichtig“, weil diese weniger intensiv wirken. Also was? – Wir merken, dass eine Theorie zu dem Thema fehlt, anhand derer wir die Beobachtungen sinnvoll ordnen und Schlüsse daraus ziehen können.

Wüssten wir mehr über die Gesetzmäßigkeiten der Lebenskraft, so könnten wir Zustände ihres quantitativen Mangels (in Unterscheidung zu bloßen Fehlsteuerungen ihres Musters) erkennen und – zusätzlich zur Mittelgabe – durch gezielte Zuführung oder Anregung eine Heilung beschleunigen (so wie es anscheinend Hahnemann getan hat). Ganz pauschal haben zwar wir eine Ahnung davon, was der Menge an Lebenskraft zuträglich ist: gesunde Ernährung, Bewegung an frischer Luft, ein guter Rhythmus von Arbeit und Erholung, emotionale Geborgenheit usw. Aber woran liegt es genau? Stimmt es zum Beispiel, dass die moderne denaturierte Nahrung zwar ausreichend chemische Substanzen, aber zu wenig Lebenskraft enthält? Oder dass diese in frischer Rohkost mehr vorhanden ist als in gekochter Nahrung? Gibt es tatsächlich Orte mit konzentrierter Lebenskraft („Kraftorte"), an denen sich der Organismus „aufladen" kann? Oder auch „überladen"? Über all dies gibt es eine Menge an Kenntnissen, die wir Homöopathen nicht haben und gut brauchen könnten. Aber es gibt auch eine Menge Aberglauben und Ideologien, die wir nicht brauchen. Es wird viel Mühe kosten, die Spreu vom Weizen zu trennen und wirkliche Kenntnisse von Wunschvorstellungen und Phantasien zu trennen. Notwendig ist es aber.

Ein wesentlicher Aspekt dieses Verständnisses der Lebenskraft besteht darin, dass sie im Prinzip wahrnehmbar sein müsste und es eine Reihe von Menschen gibt, die behaupten, sie tatsächlich unmittelbar wahrnehmen zu können und dass solche Wahrnehmungen lernbar sind. Für uns Homöopathen wäre es natürlich ein unermesslicher Vorteil, die Lebenskraft direkt „sehen", bzw. „spüren" zu können und damit auch unsere Interventionen mit homöopathischen Arzneimitteln nicht erst mittelbar und interpretierend anhand der Veränderungen der Symptomatik, sondern ganz direkt beurteilen zu können. Von daher ist es erstaunlich, dass es nicht mehr Bemühungen gibt, diesen Bereich unvoreingenommen zu erforschen. Anscheinend ist der Geruch des „Esoterischen", der von diesen Bereichen ausgeht, so abstoßend, dass es vermieden wird sich diesen, bei nüchterner Betrachtung offensichtlich wichtigen Ansätzen auch nur zu nähern.

Welche praktischen Konsequenzen könnten diese Überlegungen in der therapeutischen Arbeit haben? Nehmen wir einen Patienten mit kleineren konstitutionellen Schwächen, aber ohne schwerwiegende Erkrankungen. Bei feuchtkaltem Wetter merkt er seine Kniegelenke unter Belastung und bei emotionaler Anspannung und Druck bei der Arbeit schmerzt ihn der Magen und er bekommt Sodbrennen. Nach dem Urlaub und nach langen Wochenenden ist dieser Mensch symptomfrei und fühlt sich gesund. Eine längere Fastenkur und der Wechsel auf eine weniger belastende Arbeitsstelle hatten den gleichen Effekt. Jedoch bewirkt jede lang anhaltende Belastung eine Wiederkehr der Symptome. – Dies ist ein typisches Bild, wie wir es in der Praxis oft sehen. Das bedeutet, dass bei steigendem Gesamtniveau der Lebenskraft vorhandene strukturelle Schwächen nicht in Erscheinung treten, nicht wahrgenommen werden. Man fühlt sich „gesund". Sinkt der Pegel der Lebenskraft, so treten immer wieder die gleichen Probleme auf, wie unterseeische Bergspitzen, die jedes Mal bei sinkendem Wasser sichtbar werden.

Nun gibt es zur Heilung zwei verschiedene Ansätze: Als Homöopath würde ich versuchen, auf die Struktur Einfluss zu nehmen, indem ich ihr Muster erkenne und es neutralisiere. Gelingt mir dies vollständig, so tritt das Symptom nicht mehr auf, unabhängig vom Niveau meiner Lebenskraft oder Wahrnehmung. Das heißt, auch bei sinkendem Pegel werden keine Spitzen mehr sichtbar, ich bleibe symptomfrei. Als energetischer Heiler hingegen würde ich versuchen, das Niveau der Lebenskraft zu heben, so dass vorhandene Schwächen nicht mehr in Erscheinung treten.

Im Rahmen dieses Modells liegen die Stärken und Schwächen beider Ansätze auf der Hand. Sinkt der Pegel an Kraft weit genug, werden sich auch nach der Beseitigung der Hauptprobleme immer wieder neu auftretende Störungsmuster finden, weil auch mit den besten homöopathischen Mitteln keine vollkommenen Menschen geschaffen werden. Hebe ich nur immer wieder den Pegel und lasse die problematischen Muster in der Verarbeitung der Lebenskraft unberührt, so wird diese schnell sinken und die energetische Heilung wird zur Sisyphus-Aufgabe. Optimal wäre tatsächlich, beide Aspekte zu berücksichtigen (wie Hahnemann). Würden wir über den Energie-Aspekt der Lebenskraft ebenso viele genaue Kenntnisse erwerben, wie wir es über ihre Muster haben, so hätten wir eine noch sicherer zu handhabende Heilmethode zur Verfügung.

Eine andere Wirklichkeit

Der Begründer der Homöopathie hat Wert darauf gelegt, dass die Homöopathie keine Weltanschauung sei, sondern eine Heilmethode beziehungsweise Heilkunst. Und so sehen das bis heute auch die meisten HomöopathInnen. Daran ist etwas richtig, denn ein medizinisches System allein kann keine Weltanschauung darstellen. Andererseits aber steht *jede* Heilweise – wie auch jede andere Methode oder Erkenntnis – im Rahmen einer bestimmten Weltanschauung, eines Paradigmas, also einer umfassenden Deutung der Wirklichkeit, welche ihren Thesen und ihrem Handeln einen Sinn verleiht.

Zu den Hauptproblemen homöopathischer InteressentInnen wie TherapeutInnen gehört, dass die Wirkungsweise der homöopathischen Mittel nicht erklärt wird und das therapeutische Handeln in keine brauchbare Theorie eingebettet wird. Selbst praktizierende BehandlerInnen können oft keine gute Theorie für ihr Handeln angeben, jedenfalls keine, die einigem Nachfragen standhalten würde. Die mit der Homöopathie gemachten Erfahrungen sowie ihre Regeln scheinen in einem weltanschaulichen Leerraum zu stehen und haben keinen erkennbaren Zusammenhang zu unserem derzeitigen Weltbild.

Eine Gesetzmäßigkeit wie die Ähnlichkeitsregel ist nämlich nur dann mehr als eine bloße Behauptung, wenn sie ihren Platz im Rahmen einer Ordnung hat, die einen größeren Ausschnitt der Welt zu erklären verspricht als den Vorgang der Heilung. Ohne einen solchen – bewussten oder unbewussten – Hintergrund können wir die Leitlinien einer Heilweise weder verstehen, noch sinnvoll anwenden. Eine ganzheitliche Medizin muss also Teil einer ganzheitlichen Wissenschaft im Rahmen eines entsprechenden Weltbildes sein, so wie die Schulmedizin Teil der mechanistischen Wissenschaften und des positivistisch-materialistischen Weltbildes ist.

Hinsichtlich der homöopathischen Heilwirkung wird oft von „Energien" und „Schwingungen" geredet, aber diese Begriffe klingen nur, als könnten sie etwas erklären, da es sich nicht um physikalisch fassbare Schwingungen oder Kräfte handelt. Diese Begriffe beziehen sich nicht auf Bekanntes, sondern führen zur Erklärung mysteriöse neue Größen ein, die uns an physikalische Begriffe erinnern sollen. Schwierig ist auch der Hinweis auf wissenschaftliche Studien zur Homöopathie, derer es inzwischen etliche gibt, da diese Studien zwar homöopathische Wirkungen wissenschaftlich grundsätzlich nachweisen können.[15] Zu den komplexen homöopathischen Gesetzmäßigkeiten lässt sich mit ihrer Hilfe aber nichts sagen.[16]

Viele PatientInnen, die ansonsten kritisch und gut informiert mit Behandlungen und Behandlern umgehen, nehmen bei der Homöopathie in Kauf, dass sowohl die Wirkungsweise als auch die Behandlungsstrategie undurchschaubar bleiben. Das zeigt einerseits, dass das Vertrauen in die Alternativverfahren nicht so drastisch verspielt ist wie in die Schulmedizin. Andererseits scheinen der ganzheitliche Ansatz und die Ähnlichkeitssuche auch ohne gültige Theorie auf eine intuitive Resonanz stoßen. Die Homöopathie knüpft offenbar an ein intuitives Grundverständnis des Menschen von der Welt an. Aber eine bewusste und mündige Entscheidung für eine Therapieform ist nur möglich, wenn die geistigen Hintergründe reflektiert und verarbeitet werden können.

Die Homöopathie lässt sich durchaus vernünftig erklären und in einen klaren theoretischen Zusammenhang bringen, allerdings nicht im Rahmen der mechanistischen Naturwissenschaft.

In der historischen Entwicklung der Homöopathie war fatal, dass zu Hahnemanns Zeit kein zur Homöopathie passender Erklärungsrahmen zur Verfügung gestanden hat. Denn dasjenige Weltbild, in welches die Homöopathie nahtlos hinein passt, ist das sogenannte hermetische, oder wie wir heute sagen würden, das esoterische.[17] Dieses hatte im Jahrhundert vor Hahnemann seine prägende Kraft im Abendland verloren und galt in Hahnemanns ärztlichen und gesellschaftlichen Kreisen als nicht diskussionswürdig. Er hätte also nicht einmal dann darauf zurückgreifen können, wenn ihm der Zusammenhang bewusst gewesen wäre. Für ihn war es selbstverständlich, sich an die Erklärungsstrukturen der rationalen Aufklärung anzulehnen und sein System im Sinne der sich gerade entwickelnden Naturwissenschaften aufzubauen. Seine Idee, eine Medizin zu entwickeln, die die Exaktheit der Mathematik erreichen kann, ist an unseren heutigen Kenntnissen vom Menschen gemessen naiv, aus dem aufklärerischen Pathos seiner Zeit heraus aber durchaus verständlich. Hahnemann konnte zu seiner Zeit noch nicht wissen, dass die mechanistischen Naturwissenschaften auch in ihrer Blüte kein für die Homöopathie brauchbares Theoriegebäude würden liefern können. Auch wenn in der Entstehungszeit der Homöopathie die zu ihr gehörige Weltanschauung gerade aus der Mode gekommen war, konnte Hahnemann auf ein Vorverständnis seitens seiner Zeitgenossen zurückgreifen. Sonst hätte sein Therapieansatz nirgendwo Aufnahme gefunden.

Um die hier vorgenommene Gegenüberstellung von Weltbildern zu verstehen, muss man sich klar machen, dass unsere Denkgewohnheit falsch ist, dass die Naturwissenschaften eine „objektive" oder wahre Sicht der Welt liefern. Jede Sichtweise und Deutung unserer Wahrnehmungen von der Welt kann immer nur eine mögliche *neben* anderen sein. Jede Weltdeutung, oder wie die moderne Wissenschaftstheorie sagt: jedes *Paradigma*, geht von bestimmten, nicht beweisbaren Voraussetzungen – den Axiomen – aus, die sie von anderen Weltanschauungen unterscheidet und zu einer spezifischen Sicht der Dinge führt. Die mechanistischen Naturwissenschaften beschreiben auf ihre Weise eine bestimmte Sicht der Welt, so wie andere Weltanschauungen eine andere Sicht der Welt beschreiben. Jede von ihnen setzt die Grenzen der Welt und des Möglichen an anderer Stelle, für jede Weltanschauung sind andere Vorgänge selbstverständlich oder unmöglich. Jede hat andere Vorstellungen von Zeit und Raum, Subjektivem und Objektivem, Geist und Materie, sowie andere aus diesen Grundannahmen folgende Werte.[18] Diese Grundannahmen sind prinzipiell nicht beweisbar und können nicht falsch oder richtig sein, weil sie die logische Basis bilden, auf die alles andere zurückgeführt wird, die aber selbst auf nichts mehr zurückführbar ist. Das gilt für alle Paradigmata gleichermaßen.

Es ist üblich, dass jede kulturelle Epoche eine bestimmte, in ihrer Zeit dominante Weltanschauung hat, die als „die Wahrheit“ gilt – man spricht auch vom vorherrschenden Paradigma. Diese dominierende Weltanschauung verändert sich mit der Zeit. So ist etwa in den letzten Jahrzehnten innerhalb der euro-amerikanischen Kultursphäre zu beobachten, dass der bis dahin gültige Konsens über die „Objektivität“ der naturwissenschaftlichen Weltsicht ins Wanken geraten ist. (Siehe dazu ausführlich das letzte Kapitel.) Wir befinden uns in einer kulturellen Übergangszeit, in welcher deutlich wird, dass es mehrere gültige Aussagesysteme über die Welt geben kann, unter welchen die Naturwissenschaften abendländischer Färbung eine Möglichkeit darstellen. Dass die mechanistische Glaubensvorstellung gerade (2019) ausgesprochen fundamentalistische Formen entwickelt, von denen in einem späteren Kapitel ausführlich die Rede sein soll, und auf deren Basis einen ideologischen Roll-back ins 19.Jahrhundert versucht, kann nicht darüber hinwegtäuschen, dass die Idee, die Welt als Maschine begreifen zu können, endgültig überholt ist und auch nicht wiederkommen wird.

Worin besteht nun jene Weltsicht, aus der heraus die Homöopathie gut erklärbar wird? Was hat die Homöopathie mit der Alchemie und dem Schamanismus gemeinsam, dass ich sie in einem Atemzuge nennen kann? Wir beziehen uns auf eine Weltanschauung, mit der die Menschheit seit hunderttausenden Jahren überall auf der Welt lebte und weitgehend noch lebt. Uns, die wir in den gedanklichen Gewohnheiten des Rationalismus und Szientismus groß geworden sind, fällt es meist schwer, uns vorzustellen, dass diejenige Weltanschauung, die uns selbstverständlich und „objektiv“ scheint, nur eine flüchtige Modeerscheinung in der Weltgeschichte ist. Da die moderne Weltsicht nicht das Ziel hat, die Welt zu verstehen, sondern sie zu manipulieren, hat sie sich in kürzester Zeit unglaubliche Machtinstrumente (technische wie soziale) geschaffen, um Natur und Menschen weltweit unter ihren Zugriff zu bringen. Obwohl sie kaum zweihundert Jahre alt ist und von den meisten Menschen nur bruchstückhaft verstanden wird, ist sie seit ein paar Jahrzehnten auf diesem Planeten vorherrschend. Es handelt sich dabei um eine sehr einseitige und deshalb wohl vorübergehende Erscheinung, die nach und nach (und hoffentlich ohne größere Katastrophen) wieder einem umfassenderen Bild von der Welt und vom Menschen weichen und sich in eine ganzheitliche Weltanschauung integrieren wird. Der Höhepunkt der rationalistisch-szientistischen Phase ist bereits überschritten, und wir erleben allerorten die Schattenseite. Nicht zufällig ist es die Medizin, aus der Impulse kommen, die oberflächliche Sicht der mechanistischen Naturwissenschaften in Frage zu stellen. In der Mitte des vorigen Jahrhunderts, als der Szientismus die Alleinherrschaft errungen zu haben schien, als alle Hoffnungen sich auf immer bessere Technik und immer mehr Chemie richteten und als selbst die Theologen sich von Gott und der Seele verabschiedeten, waren es nur noch der Okkultismus und die Alternativmedizin, die Reste eines ganzheitlichen Weltbildes bewahrten. Seit den achtziger Jahren hat sich das Blatt nach und nach gewendet, so dass es heute möglich ist, die weltanschaulichen Grundlagen einer medizinischen Richtung wie der Homöopathie offen darzustellen, ohne sich damit öffentlich zu disqualifizieren. Die Zeit der unsachgemäßen und auch uneffektiven Anbiederung an die mechanistische Denkweise ist vorbei.

Heute stehen wir vor der Aufgabe, die alte (und neue) Weltsicht wieder kennenlernen zu müssen und uns ihrer Blick- und Vorgehensweise zu öffnen. Welches sind die kennzeichnenden Grundzüge und welches die geistigen Säulen, auf denen sie beruht? Und wie gehört die Homöopathie hinein in diese *philosophia perennis*, in die immerwährende Weisheit? – Das soll das Thema dieses Kapitels sein.

Die Weltsicht der Antike

Alle Völker haben von je her in einer Welt gelebt, die die Griechen als „*Kosmos*“ bezeichneten: eine sinnvoll geordnete Welt, im Gegensatz zum *Chaos* (jener Welt aus Zufall und Beliebigkeit, in die wir Moderne geworfen sind). In einem *Kosmos* haben alle Wesen und Dinge ihren Platz und ihren Sinn. Alles ist miteinander verbunden, miteinander verwandt und aufeinander bezogen. Alles ist lebendig und beseelt, vom Stein bis zu den Gottheiten. Und die verschiedenen Schichten des

Daseins wurden als durchlässig erlebt; das Seelische ist nicht streng vom Körperlichen getrennt: die Welt eine große und komplexe Einheit. Über endlose Zeiträume der Menschheitsgeschichte fand diese Weltsicht ihren Ausdruck im Mythos, dessen letzte Spuren im Märchen auf uns gekommen sind. Die mythische Welt zeigt sich in unterschiedlichsten Bildern, ist aber in ihrer Tiefe überall auf der Welt gleich. Im Mythos verbindet sich die Erkenntnis der Welt mit der Erkenntnis der Seele – Psychologie und Kosmologie sind identisch.

Erst mit der griechischen Antike begannen die europäischen Menschen vor zweieinhalbtausend Jahren einen Sonderweg. Das Bewusstsein des einzelnen Menschen begann, der Welt auf neue Art gegenüber zu treten, neue Fragen zu stellen und sich fremder zu fühlen. Die einheitliche Kultur zerfiel in unterschiedliche Aspekte: die Politik, die Religion, die Philosophie, die Magie, die Wissenschaft, die Medizin, die Kunst – eine Bewegung, die konsequent bis zu unserem Spezialistentum führte. Bis dahin waren Heilen und Spiritualität, das Wissen vom Schicksal und vom Körper, Kräuterkunde und Rituale untrennbare Einheit des einen Lebens.

Von den verschiedenen sich herausbildenden Traditionen trugen einige länger als andere das alte Wissen und Reste der alten Lebenshaltung mit sich. Diese Überlieferungen – unter ihnen die Magie, die Astrologie, die Alchemie und die Medizin – wanderten im Laufe der Jahrhunderte in den kulturellen Untergrund und bewahrten undeutlich die alte, umfassende Sicht der Wirklichkeit. Nach dem legendären Weisen Hermes Trismegistos, dem dreimalgrößten Hermes, der den Namen des griechischen Götterboten und Totenführers trägt, bezeichnete man sie lange als die *Hermetik*. Im europäischen Mittelalter galt sie lange als *scientia*, als *die* Wissenschaft an sich, trug dann in der Hochzeit des Materialismus die Bezeichnungen der Geheimwissenschaft oder des Okkultismus, und wird heute meist als Esoterik benannt.

Die Alchemie ist in mancher Hinsicht der Homöopathie am ähnlichsten und vereint in sich wesentliche Züge der alten Weltsicht bis in die praktische Anwendung hinein. In ihr spielte die Astrologie eine wichtige Rolle, in ihr sammelte sich das ganze alte Wissen um die Natur, die Minerale und die Pflanzen; und sie hat eine unmittelbare Beziehung zur Medizin gehabt und eigene Heilmittel hergestellt.

Die Alchemie

Unter den großen antiken Traditionen darf wohl die Alchemie das höchste Alter beanspruchen. Sie reicht weit in die mythische Zeit und lässt sich bis auf die ältesten menschlichen Bemühungen um die Beeinflussung der Materie zurückführen.[19] Als der Mensch lernte, die Metalle zu bearbeiten, sah er dies als einen Eingriff in den Ablauf der Natur an, als das Berühren eines Mysteriums. Schmiede galten von Anfang an als Magier, deren Arbeit von Tabus umgeben war und oft auch im Zwielicht stand[20], weil sie mit dem Inneren der Materie und dem geheimnisvoll verwandelnden Feuer verbunden war. Prometheus, der den Menschen das Feuer brachte, wurde dafür von den Göttern grausam bestraft. Bei den Germanen waren bestimmte Zwerge, die Schwarzalben, im Besitz der Schmiedekunst. Sie waren zwar reich und geschickt, aber unberechenbar und heimtückisch. Noch heute assoziieren wir den Teufel mit Feuer und Schwefelgestank. Schwefel aber war eines der drei alchemistischen Grundelemente (Merkur, Sulfur und Sal; d.h. Quecksilber, Schwefel und Salz).

Die archaische Weltvorstellung, die in der Alchemie fortlebte, ging von einer belebten Materie aus, die im Schoße der Erdmutter reifte und wuchs. Durch geeignete, von Ritualen begleitete Handlungen konnte diese Reifung der Materie beschleunigt werden. Metalle ließen sich wandeln und färben. Dem Alchemisten ging es darum, die Materie auf die höchste Seinsebene zu heben, die durch das Metall „Gold" symbolisiert wurde. Dieser Prozess verlief Hand in Hand mit der seelischen Reifung des Alchemisten, der dadurch Unsterblichkeit erlangte. Die alchemistische Laborarbeit war Gebet, Meditation und Experiment in einem.

Mit der Entheiligung der stofflichen Welt, die durch das Christentum vorbereitet und von der naturwissenschaftlichen Ideologie bis zur letzten Konsequenz durchgeführt wurde, verlor die Alchemie ihre Wirksamkeit als ein geistiger Reifungsweg. Die Chemie übernahm einige ihrer Methoden und führte sie völlig anderen Zwecken zu. Ihre Symbole wurden zum Teil vergeistigt und gingen zum Teil verloren.

Zur Geschichte der Alchemie

Die Alchemie hing schon in der Antike eng mit den neuplatonisch-gnostischen Gedanken über den Auf- und Abstieg der Seele zusammen und bildete mit diesen zusammen die Basis der sogenannten Hermetik. Die hermetisch-alchemistischen Schriften, die dieser Überlieferung ihren Namen gaben, sind in den ersten Jahrhunderten von neuplatonischen Gnostikern verfasst worden. Das Corpus Hermeticum trägt den Namen des Gottes Hermes, des griechischen Götterboten und Herrn der Wissenschaft und der Magie. Sehr deutlich werden diese Darstellungen als Inhalt geistiger Erfahrungen gekennzeichnet und somit von bloß theoretischen Spekulationen abgehoben. Jahrhunderte lang bezogen sich Esoteriker und Alchemisten auf dieses Schrifttum. Bis in die Neuzeit hinein galten Wissenschaft und Magie als eines. Als *„scientia“*, als *die* Wissenschaft wurde auch an den späteren Universitäten entweder die Astrologie oder die *magia naturalis*, die natürliche Magie, bezeichnet.

Nach der Antike folgten die dunklen Jahrhunderten des frühen Mittelalters, in welchen das römische Reich zerfiel, das Christentum sich in Europa ausbreitete und verschiedene germanische Fürstenhäuser um die Vorherrschaft kämpften, die „dark ages“ wie die Engländer sagen, in denen sich kulturell fast nichts bewegte. Zur Blüte kam die europäische Kultur erst wieder im 11. und 12. Jahrhundert in der Scholastik und Mystik. Durch arabische Vermittlung gelangte Aristoteles wieder in die westeuropäische Welt. Aber nicht nur klassische Gelehrsamkeit, sondern auch die okkulten Künste lebten durch den arabischen Einfluss wieder auf. Bereits an den Namen *Alchemie, Alkohol, Alkahest* und anderen zeigt sich der arabische Einfluss auf die Alchemie. Richtig öffnete sich der europäische Horizont erst in der Renaissance wieder für das griechische Erbe in seinen vielen mythologischen und esoterischen Aspekten. Was in der damaligen Zeit in Kontrast zum etablierten Weltbild stand, sind aber nicht diejenigen Aspekte, die uns Heutigen esoterisch, okkult oder seltsam vorkommen. Das gesamte Weltbild der damaligen europäischen Christenheit würden wir heute als magisch oder esoterisch bezeichnen. Vielmehr war gerade das Moderne an der Renaissance der Kirche, der damals alles beherrschenden geistigen

Macht, ein Dorn im Auge. Viele große Geister begannen selbständig und frei von kirchlicher Autorität nach der Wahrheit zu suchen, wobei sie sich nicht auf die Bibel beschränkten. Dieses geistige Ringen ist vielfach untersucht und beschrieben worden. Wenig bekannt – aber für das Verständnis der modernen Zeit wesentlich – ist die Tatsache, dass ein großer Teil der Philosophen, Künstler und Wissenschaftler der Renaissance und der darauf folgenden Zeit Hermetiker und Alchemisten waren: Pico de la Mirandola, Paracelsus, Giordano Bruno, John Dee, Isaac Newton, um nur einige zu nennen. Der Schwerpunkt der geistigen Interessen verlagerte sich von der Spekulation und Ausdeutung der Klassiker immer mehr zur selbst gewonnenen Erfahrung. Das lässt sich schon an der hohen Zahl gedruckter Alchemiebücher ermessen, die um 1600 bei 150 Ausgaben jährlich lag, etwa 75000 bis 120000 Exemplare, was für die damalige Zeit des beginnenden Druckwesens erstaunlich viel ist.[21]

Natürlich führten die vielfältigen Rezepte zur Goldherstellung und zur Bereitung des Lebenselixiers dazu, dass zahllose Abenteurer sich darum bemühten und Gewinn daraus schlagen wollten. Dass ihr chemischer Erfolg gering war, ist klar. Oft hatten sie aber einen beachtlichen Erfolg bei Fürsten, die sich die Wunder für viel Geld aufschwatzen ließen.

Die Alchemie wurde und wird oft als betrügerische „Goldmacherei" angesehen. Doch schon seit dem 14. Jahrhundert v.Chr. ist die chemische Goldprobe bekannt, welche Fälschungen und Betrügereien zumindest sehr riskant machte. Man hielt zwar eine Verwandlung der Metalle ineinander für möglich, da die Materie als eine Einheit betrachtet wurde, als lebendig und in ständiger langsamer Wandlung begriffen. Aber schon aus antiken Texten geht eindeutig hervor, dass den AlchemistInnen ein anderes, religiöses Ziel vorschwebte. Das gilt für die indische und die chinesische Alchemie[22] ebenso wie für die abendländische. Überhaupt war das Interesse der Alchemisten an der Chemie in unserem Sinne eher gering. Aus alchemistischer Sicht kann die moderne Chemie nicht als Nachfolgerin, sondern nur als eine traurige Verfallserscheinung gelten. Den Alchemisten ging es so wenig um die bloße Chemie wie den Freimaurern ums Häuserbauen. Jung weist darauf hin, dass die alchemistische Arbeit oftmals von Visionen und Träumen begleitet war, denen großer Wert beigemessen wurde.

Erst C.G.Jung hat in diesem Jahrhundert wieder darauf aufmerksam gemacht, dass Alchemie mehr war, als eine primitive Chemie unter irrigen Voraussetzungen.[23] In ausführlichen Studien weist er den Initiationsweg (Jung nennt es Individuation) des Alchemisten im Kontakt mit seiner „Materie“ nach. Diese alchemistische Sicht der Materie ist für den modernen Menschen kaum noch nachvollziehbar. Fällt es doch den meisten schon schwer genug, sich das Göttliche im Vollzug der Kommunion zu vergegenwärtigen. „Man braucht sich nur eine Kommunion vorzustellen, die nicht mehr auf die Gestalten Brot und Wein beschränkt bliebe, sondern auf die Berührung mit jeder ‚Substanz‘ ausgedehnt wäre, um den Abstand zu ermessen, der zwischen einer solchen archaischen religiösen Erfahrung und der modernen Erfahrung der ‚Naturphänomene‘ besteht.“[24]

Da wir aber nicht einfach aus dieser heutigen Erfahrungsweise der Natur heraustreten können und die Alchemie ein Weg innig verbundener innerer und äußerer Erfahrung ist, lässt sie sich heute kaum mehr verlebendigen. Bis auf wenige Ausnahmen[25] findet man unter diesem Begriff entweder eine Art von Parachemie oder an Jung angelehnte imaginative Methoden.[26]

Und in der Homöopathie finden wir während des gesamten Aufbaus der Moderne hindurch einen funktionierenden und praktisch angewandten Rest dieser Sicht auf die Welt als einer lebendigen, zusammenhängenden und sinnvollen. Homöopathie praktiziert auf ihre Weise nach wie vor die Auflösung des Stofflichen durch ein ausgefeiltes Ritual, hinein in ein Geistiges, das symbolisch an ein Agens (Wasser, Zucker, Alkohol) gebunden ist, aber seine Existenz nicht darin erschöpft.

In der Antike nahm die abendländische Alchemie in Alexandrien vom zweiten Jahrhundert v.Chr. bis zum zweiten Jahrhundert n.Chr. die Formen an, die bis in die Neuzeit hinein erhalten blieben. In den Mysterien jener Epoche erlebten die Mysten das Sterben und Auferstehen des Gottes (Dionysos, Iakchos, Mithras, Jesus) im mythischen Drama. Der Alchemist, die Alchemistin hingegen erlebten den Abstieg und Aufstieg ihrer Seele im Bilde der sich verändernden Materie, die im Labor die Phasen der Auflösung, Läuterung, Reifung und Vollendung durchmachte – ein gewaltiger materiell-seelischgeistiger Prozess, den die Alchemisten als „das Große Werk" bezeichneten. Die damit verbundenen Bilder[27] erinnern stark an schamanische Einweihungsriten und –visionen, in welchen die InitiandInnen ihre Zerstückelung, den Tod und die Auferstehung leibhaftig erlebten.

Wichtig ist, sich dabei klar zu machen, dass die AlchemistInnen diese Vorgänge nicht als ein symbolisches „Als-ob" erlebten. Der materielle Vorgang war für sie wirklich[28] und auf eine Weise mit ihrem Seelenleben verbunden, die wir uns heute schwer vorstellen können. Die Paradoxie dieses Verhältnisses war ihnen bewusst, wenn etwa über den Stein der Weisen, das Elixier oder das philosophische Gold geschrieben wurde, es sei nicht das gewöhnliche Gold und überall auf der Straße zu finden, nur erkenne es niemand. Andererseits wurden erhebliche Vorkehrungen getroffen, damit niemand das „Geheimnis" erführe, wie das Gold oder der Stein herzustellen sei. Dies führte dazu, dass alchemistische Texte in ihrer Verschlüsselung für spätere und uneingeweihte Lesende kaum mehr zu verstehen sind. Autodidakten war der Einstieg über das Lesen verwehrt. Nur die Einweihung durch einen Meister der Alchemie gewährte den Zugang zur Kunst der Künste. Denn es wurden nicht nur geistige Inhalte chemisch, sondern auch umgekehrt chemische Stoffe und Vorgänge mit mythischen Bildern beschrieben, was die Verwirrung komplett machte.

Praktisch gingen die AlchemistInnen so vor, dass sie Materie zunächst in ihren Urzustand zurückversetzten und somit die *materia prima* gewannen, aus welcher heraus alle anderen Zustände durch Reifungsvorgänge zu erhalten waren. Der höchste erreichbare Zustand des Stofflichen galt als der Stein der Weisen oder *lapis philosophorum*. Mit der Darstellung des Steins der Weisen erreichten die AlchemistInnen ein mystisches Ziel, mit dem sie sich der kosmischen Einheit wieder annäherten. Auch wenn das Vorgehen, das Ziel und die Bilderwelt der Alchemie auf uns irrational wirken mögen, so liegt ihnen doch eine verständliche und in sich schlüssige Struktur zugrunde. Diese Struktur teilt sie mit der Homöopathie, wie wir später erläutern werden.

Da Heil und Heilung nahe bei einander liegen, haben die Alchemisten sich auch mit der Heilung und Linderung körperlicher Beschwerden und Krankheiten beschäftigt, ja dies zum Teil sogar in den Mittelpunkt ihrer Arbeit gestellt. „Die indische und die chinesische Alchemie hatte ihren Schwerpunkt in der Herstellung von Präparaten zur Lebensverlängerung, während in der abendländischen Alchemie die Transmutation der Metalle das größere Interesse fand.“[29] Aber auch in Europa entwickelte sich eine Tradition der alchemistischen Herstellung von Medikamenten, welche als „Spagyrik“ bekannt ist und auch heute noch existiert. Aus einer Reihe von spezialisierten Laboratorien lassen sich solche, auch als „Arcana“ bezeichnete Medikamente beziehen.

Abgesehen von den einzelnen Heilmitteln für bestimmte Beschwerden, den Arcana, gab es auch die Idee eines Allheilmittels, der „Panacée“, der des Elixiers, einer Substanz, die in der Lage sein sollte, jedes Leiden auf der Stelle zu heilen und jenen, die darüber verfügten, körperliche Unsterblichkeit zu verleihen. Zahlreich sind die Geschichten über die Adepten, die Jahrhunderte überdauerten und unter verschiedenen Namen auftauchten. Es gibt eine ganze Reihe gut bezeugter Heilungsberichte (u.a. einen von Goethe über eine geheimnisvolle alchemistische Heilung an sich selbst, die sein lebenslanges Interesse an dieser Disziplin begründete), die nahelegen, dass die überlieferten Geschichten über ihre legendenartige Form hinaus einen wahren Kern hatten und von Heilkünsten erzählen, die auf einer gezielten Umwandlung von Materie beruhten und den Zeitgenossen wie Wunder vorkamen.

Die einzelnen spagyrischen Heilmittel stehen zum Elixier im gleichen Verhältnis wie die einzelnen Metallumwandlungen zum Großen Werk. So kann man vielleicht alchemistische Arbeiten geringerer und höherer Ordnung unterscheiden. Die Herstellung des Steines der Weisen, das Große Werk und die Herstellung des Elixiers gilt deshalb oft auch als ein einziger Prozess. Nur der vollkommen gereifte Adept kann das Elixier erlangen. Nur er (oder sie) hat den Mikrokosmos gemeistert, die eigene Seele geläutert und zur Reife kommen lassen, und kann somit auch umfassenden Einfluss auf den Makrokosmos nehmen. So entspricht es den Gesetzen der Analogie von Mikro- und Makrokosmos, von Oben und Unten, von Innen und Außen.

Mikro- und Makrokosmos

Die Welt der alten Völker ist immer eine geordnete gewesen, ein großes Ganzes, in welchem alles belebt und beseelt und in der Tiefe miteinander verbunden ist. Alles folgt ehernen Gesetzen, die unseren Kosmos ordnen und zu einer sinnvollen Welt machen, in welcher jedes Wesen seinen Platz hat. Allerdings sind die Gesetze dieses Kosmos andere als diejenigen, die wir heute als Naturgesetze bezeichnen und die uns das Funktionieren verschiedener materieller Einheiten genau zu erklären vermögen. Zum Teil fanden diese kosmischen Gesetzmäßigkeiten ihren Ausdruck in Mythen und Märchen, in Bildern also, deren Bedeutung sich unser modernes Denken erst erschließen muss, die aber für intuitive Menschen, Kinder und Künstler immer noch direkt verständlich sind. Zum Teil wurden die Gesetze auch ausdrücklich formuliert. Allerdings sind die klassischen Formulierungen dieser Gesetze, wie etwa die berühmte Smaragdtafel (siehe Kasten), für uns schwer verständlich. Deshalb werde ich die Grundgesetze in unseren Begriffen erklären.[30]

Die Grundgesetze der Hermetik, der „ewigen Philosophie", der Alchemie, der Magie oder der Esoterik lassen sich zusammenfassen als das *Gesetz der Analogie*, das *Gesetz der Polarität*, das *Gesetz der Daseinsebenen*, das *Gesetz des Mandala* und das *Gesetz der Einheit*. Hier werden zunächst die Grundlagen erläutert und später der Zusammenhang zur Homöopathie.

Der Dreh- und Angelpunkt der anderen Wirklichkeit ist *das Gesetz der Analogie*, der Entsprechung von Mikrokosmos und Makrokosmos. Als „Mikrokosmos" wird hier das Einzelwesen bezeichnet und als „Makrokosmos" die gesamte Welt. Und die Grundvorstellung ist, dass Makrokosmos („oben") und Mikrokosmos („unten") sich entsprechen, das heißt, dass sie sinnvoll Bezug zu einander haben – modern gesprochen etwa wie in einer Holografie, wo jedes Bruchstück ein vollständiges Bild des Ganzen ist. Diese Ordnung wird oft in dem Satz „Wie oben, so unten" zusammengefasst und bringt die universelle Verbundenheit aller Dinge auf einen Punkt.

Die „Tabula Smaragdina“

„1. Es ist wahr, ohne Lüge, sicher und gewiss.[31]
2. Was unten ist, ist gleich dem, was oben ist;
und was oben ist, ist gleich dem, was unten ist;
um die Wunder des Einen zu vollbringen.
3. Und wie alle Dinge aus Einem sind, aus dem Denken des Einen, sind auch die gewordenen Dinge durch Entsprechung aus diesem Einen entstanden.
4. Sein Vater ist die Sonne, seine Mutter ist der Mond. Der Wind hat es in seinem Bauch getragen; die Erde ist seine Ernährerin.
5. Dies ist der Vater der ganzen Vollkommenheit der Welt.
6. Seine Kraft ist ungeteilt, wenn sie in Erde verwandelt ist.
7. Trenne sanft und sehr sorgfältig die Erde vom Feuer und das Feine vom Groben.
8. Es steigt zum Himmel auf und von dort wieder herab zur Erde; und es nimmt die Kraft des Oberen und des Unteren auf. So erlangst du allen Ruhm der Welt, und deshalb wird alle Dunkelheit von dir weichen.
9. Hier liegt die Kraft aller Kräfte, da sie alles Feine überwindet und alles Feste durchdringt.
10. So wurde die Welt erschaffen.
11. Hierher stammen die wunderbaren Entsprechungen, deren Art und Weise die hier genannte ist.
12. Darum werde ich dreimalgrößter Hermes (Trismegistos) genannt, der die drei Teile der universellen Philosophie besitzt.
13. Was ich über das Werk der Sonne sagte, ist damit vollendet.“

„Aber auch in dem, was allgemein als „ein Zufall“ bezeichnet wird oder in Situationen, die sich im Leben wiederholen, begegnet uns das Ähnlichkeitsgesetz. Hier können wir dem folgen, was C.G. Jung sagt, wenn er meint, dass uns im Außen das begegnet, was wir im Innern nicht annehmen wollen. (...) An dieser Stelle ist es wichtig, sich klar zu machen, dass dieses Ähnlichkeitsgesetz kein zufälliges Produkt einer Heilkunst ist, sondern ein universelles Beziehungs-Gesetz.“[32]

Ungewohnt für naturwissenschaftliche Denkende ist, dass die Verbundenheit den Regeln der Bilder folgt und nicht denen materieller Zusammenhänge. Ein Beispiel: Wir alle können wohl etwas damit anfangen, dass das Gefühl der Wut zur Farbe Rot passt, vielleicht auch noch, dass der Planet Mars etwas mit der Wut zu tun hat, da er nach dem Kriegsgott heißt und auch der rote Planet genannt wird. Dies alles wirkt auf uns spontan „passend“. Aber dass der Planet Jupiter, die Farbe Blau und die Zahl 4 einen ebensolchen Zusammenhang miteinander haben, ist uns nicht geläufig. Wie wir rechnen und lesen lernen müssen, damit Zahlen- und Buchstabenreihen einen Sinn für uns ergeben, so müssen wir auch die Gesetze der Analogien erst erlernen, bevor sie einen Sinn für uns ergeben und wir damit umgehen können. Dieser Lernprozess findet in den meisten Kulturen durch Erzählungen und Rituale statt; das ganze Weltbild ist davon durchdrungen, von der Religion über die Medizin bis hin zum Aberglauben.

Entscheidend für unser heutiges, eher psychologisch orientiertes Verständnis ist, dass die Analogiebeziehung natürlich auch für das Innere des Menschen und für die äußere Welt gibt. Ja, diese moderne Unterscheidung zwischen „innen“ und „außen“ besteht im Grunde nicht. Es gibt nur eine Welt, in welcher alles miteinander in Verbindung steht, auch durch die verschiedenen Seinsebenen hindurch. „Oben“ und „unten“ bezeichnete ursprünglich die Ebene der Gestirne und die irdische Welt der Menschen, welche in einer solchen Analogiebeziehung stehen. In vielen zeitgenössischen Diskussionen um die Astrologie ist zu bemerken, wie wenig diese Prinzipien heute noch verstanden werden. Da wird immer wieder über die möglichen Wirkungen von Planeten und Fixsternen auf die Menschen nachgedacht, um die astrologischen Behauptungen zu beweisen oder zu widerlegen. Es geht aber nicht um Wirkungen; diese haben – sollten sie denn bestehen (wie zum Beispiel die Verursachung von Ebbe und Flut durch den Mond) – jedenfalls nichts mit Astrologie zu tun.[33] Analogie bedeutet, dass alle Dinge im Kosmos (das macht eben einen *Kosmos* aus) sich in sinnvoller Entsprechung zueinander verhalten. Dass ich ein cholerischer Mensch bin, spontan und zu Wutausbrüchen geneigt, und dass der Planet Mars auf meinem Aszendenten steht, hat keine kausale Verbindung zueinander. Mars wirkt nicht irgendwie auf mich, sondern die Stellung dieses Planeten *passt* zu meinem Charakter, Mars *entspricht* mir.

Ein für das medizinische Denken und Vorgehen wichtiger Aspekt des alten hermetischen (und somit auch des homöopathischen) Denkens ist, dass die Aufspaltung von Körper und Seele nicht vorhanden ist. Alles ist in allem enthalten und wirkt auf einander ein, Mikro- und Makrokosmos entsprechen sich, alles Sein hat Aspekte oder Schichten, die wir als körperlich, seelisch und geistig beschreiben, aber es gibt keine Trennung zwischen einem nur materiellen Körper und einer nicht-materiellen Seele, deren Wirkungen aufeinander erklärungsbedürftig sind und streng genommen nicht erklärt werden können.[34] Die daraus notwendige Spaltung des Heilens in eine mechanistische Körpermedizin, eine körperlose Psychologie und ihre Aneinander-Flickung in der „Psychosomatik“ ist unter der Sicht der hier geschilderten Weltanschauung nicht erforderlich und auch nicht sinnvoll, da im wirklichen Leben Körperliches, Seelisches und Geistiges als Einheit vorkommen. Das Körper-Seele-Problem wird nicht gelöst werden, indem wir herausfinden, wie die Seele auf den Körper wirken kann. Definitionsgemäß könnte sie das nur, indem sie die Naturgesetze außer Kraft setzt, welche ohne seelische Komponente formuliert sind. Die Lösung kann nur darin liegen, von einem Weltbild auszugehen, das keine solche Spaltung vornimmt, sondern sich an der erlebten Wirklichkeit orientiert, in welcher die Welt eine Einheit bildet. (Das entspricht auch der u.a. von Bernardo Kastrup entwickelten Theorie eines neuen Idealismus, näher besprochen im Kapitel: „Das Ende des mechanistischen Weltbildes“.)

Zweites zentrales Gesetz dieser Weltsicht ist *das Gesetz der Polarität*: Alles manifestierte Dasein ist in Polaritäten angeordnet – Tag und Nacht, hell und dunkel, gut und böse, Leben und Tod, gesund und krank, usw. Wichtig ist dabei das Verständnis, dass diese Polaritäten nicht im üblichen Sinne Gegensätze bilden, die sich ausschließen, sondern vielmehr einander bedingende und untrennbare Seiten eines Zustandes sind. Erst in der polaren Form tritt unsere Welt ins Dasein, werden Unterscheidungen und Bewusstsein möglich. Im absoluten Sein fallen die Gegensätze zusammen, geschieht nichts, gibt es keine Bewegung und keine Individualität – es ist die Quelle, aber kein Teil der Welt, die wir kennen. Darauf weisen alle MystikerInnen hin: Im absoluten Sein gibt es keine Erkenntnis, keinen Erkennenden, kein Subjekt und Objekt. Dies sind alles erst Eigenschaften der manifestierten Welt, der Dualität.

Konkret bedeutet das, dass ich immer davon ausgehen kann, im Umraum einer stark ausgeprägten Eigenschaft auch ihren Gegenpol zu finden. Wo viel Licht ist, ist auch viel Schatten, sagt der Volksmund sehr richtig. Wenn ein Zustand sich lange in eine Richtung bewegt, wird er irgendwann an einen Umschlagpunkt kommen und sich in die Gegenrichtung bewegen; diese Regel gilt nicht nur für das physikalische Pendel, sondern ist eine kosmische Grundregel, bis hinein in die menschliche Psyche und Gesellschaft. Jedes Extrem ruft nach dem Gegenextrem – das ist für gesundheitliche Betrachtung ebenso ein sehr wichtiger Punkt wie für die Ethik und für die Politik.

Als drittes begegnet uns das *Gesetz der Daseinsebenen*, worin sich ausdrückt, dass – zumindest in der Sichtweise des menschlichen Bewusstseins – der ganze Kosmos in verschiedenen Seinsschichten angeordnet ist. Diese sind einerseits untrennbar miteinander verbunden, folgen andererseits aber ihren eigenen Gesetzen.

Die Tradition spricht von einer Hierarchie des Daseins, was wir heute lieber anders ausdrücken, weil der Hierarchiebegriff, aus dem Zusammenhang gelöst und ins Politische übertragen, sich verheerend ausgewirkt hat. Gerade diese Tatsache ist ein Beispiel dafür, wie wichtig es ist zu verstehen, dass die Gesetze der jeweiligen Daseinsebenen nicht miteinander vertauscht werden dürfen – ein Fehler, der gerade von sogenannten Esoterikern oft gemacht wird.

Die *Ebenen,* von denen hier die Rede ist, sind unter anderem folgende: Die physische Ebene umfasst alles, was wir sehen, anfassen und messen können. Diese wird überlagert und gestaltet von der ätherischen oder dynamischen Ebene, die Lebenskraft, Prana oder Chi (bzw. Qi) genannt wird. Darüber liegen die Ebenen der Gefühle und der Gedanken, darüber wiederum die des verursachenden Willens und des reinen Geistes. In der Besprechung der Homöopathie werden uns diese Ebenen wieder begegnen und dort mit mehr Inhalt gefüllt werden.

Von esoterischen Schulen werden oft sieben oder zehn solcher Daseinsbereiche angesetzt, wobei die Zahl der Unterteilungen zum Teil willkürlich ist, zum Teil aber im interkulturellen Vergleich erstaunlich konsistent. Ganz eindeutig haben wir es hier mit einer universellen Menschheitserfahrung zu tun. Einer Erfahrung, die wir Moderne weitgehend verloren haben. Unsere Wissenschaft beschäftigt sich nur noch mit der untersten der Ebenen, der physischen.

Die Ebenen des Daseins werden keineswegs als Abstraktionen vorgestellt, sondern in verschiedenen Bewusstseinszuständen als sehr konkrete Wirklichkeit erlebt, wirklicher als unsere physische Welt. Gemäß dem hierarchischen Prinzip, welches für die Daseinsebenen gilt, hängen nämlich die niederen Ebenen von den höheren ab und sind insofern in gewisser Hinsicht weniger „real“ für das Erleben. Alle Ebenen sind beseelt, beziehungsweise von beseelten Wesen erfüllt. Ein Lebewesen kann mehrere Daseinsebenen umfassen – wie etwa wir Menschen, die körperlich, dynamisch, seelisch und geistig gegenwärtig sein können. Und ein Wesen kann auf bestimmte Ebenen beschränkt sein – Engel beispielsweise treffen wir auf der physischen Ebene gewöhnlich nicht an und Pflanzen nicht auf der mentalen.

Die Ebenen des Daseins durchdringen und gestalten einander in einer bestimmten Ordnung, welche von den geistartigen Schichten zu den stärker manifestierten, bis hin zur materiellen, führt. Im Rahmen dieser Ordnung ist eine Erscheinung auf einer bestimmten Ebene immer von einer höher geordneten verursacht. Und diese „senkrechte“ Verursachung gilt als die wesentliche, die der „horizontalen“ Ursache (im Sinne des physikalischen Kausalitätsgesetzes) immer vorgeordnet ist. Es ist wichtig, sich dieses Grundprinzip klar zu machen, weil aus seiner Unkenntnis viele Missverständnisse hervorgehen.

Ein Beispiel mag dies verdeutlichen: Wir betrachten einen gewöhnlichen Computer, so wie er vor uns steht. Es setzt sich aus vielerlei Stoffen zusammen, aus Chips, Kabeln, Laufwerken und so weiter, die den Gesetzen der Physik unterliegen. Sie bilden die sogenannte Hardware des Computers. Die Chips dieser Hardware müssen dann mit einer Datensprache programmiert werden, die die unmittelbaren Funktionen der Maschine regelt, das Betriebssystem, ohne welches ein Computer nur ein Haufen Metall und Plastik wäre. Die Software, also diejenigen Programme, die uns als Anwender interessieren, können sich dann an das funktionierende Betriebssystem wenden. Die Gesetze, von denen diese drei Ebenen geregelt werden, haben untereinander keinerlei Ähnlichkeit. Die Flip-Flop-Schaltungen der Chips, auf denen sämtliche Computerfunktionen letztlich beruhen, werden von den Gesetzen der Halbleiterphysik und Elektronik bestimmt. Die Betriebssysteme haben eine recht einfache Grammatik zur Steuerung von solchen Flip-Flop-Einheiten, die dadurch zu Bits und Bytes und so weiter werden. Von den Elektronenströmen im Silicium weiß das Betriebssystem schon nichts mehr. Die eigentliche Software dann interessiert sich nicht für Bits und Maschinensprache, sondern verteilt Textbausteine, komponiert Musik oder erstellt Grafiken. Die Ordnung dieser Ebenen ist streng hierarchisch und lässt sich nur von „oben“ nach „unten“ verstehen. Wollte ich das Entstehen einer Grafik auf dem Bildschirm allein aus Sicht der Halbleitergesetze verstehen, wäre das ein unverständliches Wunder. Nur wenn ich weiß, dass es eine Software mit ihren eigenen grafischen Gesetzen und einen Programmierer gibt, der sich bei der Anwendung etwas gedacht hat, ergibt das Ganze einen Sinn.

In einer ähnlichen Lage befinden sich diejenigen, die versuchen, die Entstehung des Lebens aus den Gesetzen der Physik zu erklären und dabei feststellen, dass das „zufällige“ Zustandekommen von komplexen Aminosäurestrukturen im Kosmos extrem unwahrscheinlich ist. Ebenso wie die Entstehung von Gedichten auf meinem Bildschirm, wenn ich die Chips im Computer tausend Jahre sich selbst überlassen würde. Die Gesetze des Lebens *benutzen* diejenigen der Physik so, wie das Betriebssystem die Chips und ihre Transistoren. Und die geistigen Gesetze benutzen die des Lebens ebenso, wie ich meine sprachlichen Vorstellungen in ein Textverarbeitungsprogramm eingeben kann.

Dieses Beispiel macht deutlich, dass eine hierarchische Ordnung von ineinandergreifenden Gesetzmäßigkeiten niemals von „unten“ her aufzurollen ist. Ein Gedicht auf dem Bildschirm kann ich nicht aus den Gesetzen der Halbleiterphysik ableiten, aber deshalb „widerspricht“ es ihnen nicht.

Das vierte, das *Gesetz des Mandala* können wir auch als *Gesetz der symmetrischen Strukturen* bezeichnen. Als ein Mandala bezeichnen wir nämlich eine symmetrisch unterteilte Kreisform, manchmal auch ein Quadrat oder ein Hexagon. Wesentlich ist an der Form die Symmetrie und die Ganzheit. Alle Beschreibungen des Kosmos sind auf diese Weise angeordnet.

Das einfachste Grundmuster dieser Art ist die Vierheit der Elemente, die auch den vier Himmelsrichtungen zugeordnet werden und Kreisviertel bilden. Ein weiteres sehr typisches Muster, der Tierkreis, zeigt die Zwölfersymmetrie, die überhaupt häufig anzutreffen ist.

Das Gesetz des Mandala lässt sich als eine Erweiterung des Polaritätsgesetzes ansehen. Über die Bildung von Polaritäten und Symmetrien hinaus steht es vor allem für die unbedingte Wahrung der Ganzheit. Alle Strukturen des Kosmos neigen zur Bildung von Ganzheiten. In allen spontanen Bildern des Unbewussten, in allen Ritualen und Mythen der Menschheit treten solchen grafischen Ganzheiten, solche Mandalas, auf. Die Form des Mandala ist in der Tiefenpsychologie von C.G.Jung das bildhafte Ziel des gesamten menschlichen Entwicklungsprozesses, der Individuation, das höchste Symbol von Heilung und von Heil.

Über allem und alles umfassend gilt das *Gesetz der Einheit*. Die All-Einheit ist das höchste aller Prinzipien des Kosmos und Grundlage aller anderen. Aus der Einheit kommt alles und in sie geht alles zurück. Und nur auf der Basis dieser alles umfassenden Einheit sind die Symmetrien und Analogien sinnvoll zu begreifen. Die All-Verbundenheit ist notwendiger Teil der All-Einheit.

Auch diese Einheit ist wiederum nicht als Abstraktion zu verstehen, wie wir sie in der Philosophie finden. Die Einheit des Kosmos ist mystisch erfahrbar, und der Geist dieser Einheit, oft als Gottheit betrachtet, trägt Sinn und Intention in sich, ist somit intelligent in einem Ausmaß, welches unser Verstehen weit übersteigt.

Bedeutsam ist auch, dass diese Einheit allen Seins immer als eine dynamische verstanden und erfahren wird. Alles Sein ist in Bewegung und von dem lebendigen, dynamischen Geist der Einheit erfüllt.

Die Prinzipien des hermetischen Weltbildes

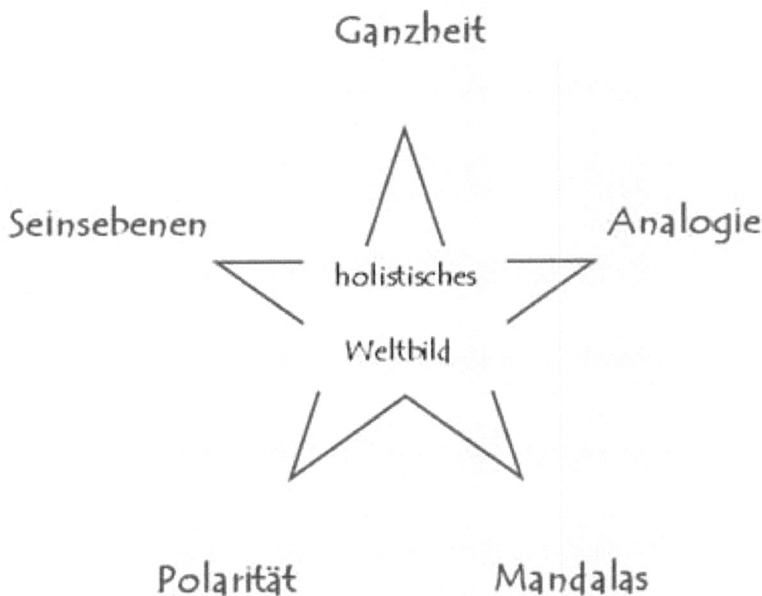

Es gibt inzwischen Versuche, Teile dieser Welterklärung mit Hilfe von wissenschaftlichen Begriffen nachzuformulieren. In moderner Ausdrucksweise könnte man Mikro- und Makrokosmos in ihrer Einheit verstehen wie Teile einer Holografie: In jedem Bruchstück, nach David Bohm als *holon* bezeichnet, ist das Ganze schon vollständig erhalten. Diese modernste Version der geschilderten antiken Weltsicht wird als *Holismus* bezeichnet. Das biologische Konzept, welches dem Analogieprinzip am nächsten kommt, ist die Theorie der *morphogenetischen Felder* von Rupert Sheldrake. Sheldrakes und Bohms Theorien liegen aber am Rande der heutigen Mainstream-Wissenschaft und sind keineswegs repräsentativ für die „neue Physik". Auch wenn ihnen die Tiefe und Geschlossenheit des alten Weltbildes fehlt, spürt man in ihnen die Suche nach einer Ganzheit der Welterklärung, welche mehr als nur den mechanistischen Zusammenhängen gerecht wird.

Es lässt sich unschwer vorhersehen, dass – sofern die Menschheit die nächsten Jahrzehnte als eine intakte Zivilisation übersteht – auch die Naturwissenschaft in ihren Grundlagen die Strukturen der alten Weltsicht abbilden wird. Die Suche nach der „*Theory of Everything*" wird ihre Lösung nicht in einer mechanistischen Formel finden sondern in einem Verständnis des Ganzen, das sich an das Erleben der Welt anschließt, das schon immer das menschliche Dasein geprägt und mit Sinn erfüllt hat.

Eine andere Wirklichkeit II

Was für eine „Wirklichkeit" ist es konkret, die wir uns unter den bisher beschriebenen Gesetzen vorstellen können? Wie ist es, in dieser Wirklichkeit zu leben? Was unterscheidet sie von der Weltsicht, die wir kennen? Was bedeutet es, wenn die ganze Welt nach den gleichen Gesetzen funktioniert wie die Homöopathie? Und was nützt es mir, die Welt so zu sehen?

Die wirkliche Welt[35] ist derjenigen ähnlich, die wir als Kinder verlassen haben und die uns danach nur noch in Geschichten begegnet. Es ist eine Welt, die wir als eine verzauberte wahrnehmen, denn alles, was geschieht, hat uns auch etwas zu sagen (sonst würde es in unserem Leben ja nicht geschehen). Was unser Leben uns sagt, ist gewiss nicht immer angenehm – besonders dann nicht, wenn wir gerade krank sind, aber das Leben spricht zu uns. Wir treten heraus aus der scheinbaren Bedeutungslosigkeit eines Molekülhaufens in einem leeren Universum. Die wirkliche Welt ist die des Geistes und unserer Seele, während die materielle, sichtbare Welt eine Manifestation derselben und entsprechend vorläufig und veränderbar ist.

Im Unterschied zur verzauberten Welt des Kindes ist aber diese Wirklichkeit nicht auf Wunschvorstellungen aufgebaut, sondern auf Erfahrung und Erkenntnis.

Wir erfahren, dass die Vorgänge in unserem Unbewussten viel mehr mit unserer Gesundheit und dem Lauf unseres Schicksals zu tun haben, als unsere bewussten Pläne und Wünsche. Unser Tagesbewusstsein ist nur ein sehr kleiner Ausschnitt aus unserem Wesen und hat nur mäßigen Einfluss auf unser Leben und unsere Welt. Unser Schicksal wird von anderen Kräften bestimmt, die keineswegs blind und zufällig sind, nur weil sie unserem Alltagsbewusstsein nicht unterstehen. Insofern werden wir sehr viel bescheidener. Die Kräfte, die an unserem Leben mitwirken, können wir beispielsweise in Träumen erleben. Oder wir suchen diese Tiefenschichten mittels Meditationen oder Phantasiereisen bewusst auf. Wir ziehen vielleicht ein Horoskop, das Tarot oder andere deutende Künste zu Rate, um uns Aufschluss über die Gefühle, Kräfte und Entwicklungen in unserem Leben zu verschaffen, die unserem Alltagsbewusstsein nicht zugänglich sind.

Alle Ereignisse sind sinnvoll in das Gewebe unseres Lebens und des Daseins verflochten, ob wir ihre Bedeutung sogleich erkennen oder erst später. Der Zufall als sinnlose Beliebigkeit von Ereignissen wäre eine absurde Annahme. Ebenso ist unser persönliches Leben so eng mit dem anderer Menschen und Wesen verbunden, dass das individualistische Konzept nicht weit trägt. Es gibt kein einzelnes Leid und keine einzelne Erlösung – wir sitzen alle in einem Boot. Sowenig mein Körper begrenzt ist, wenn ich physikalisch genau hinschaue, und so wie ich jetzt die Moleküle einatme, die soeben der Mensch neben mir ausgeatmet hat, so sind auch meine Persönlichkeit und meine Seele nicht begrenzt und vereinzelt, sondern Teil eines umfassenden Gewebes. Und da all dieses einen Sinn hat, sind auch die Pläne und Wünsche meines Alltagsbewusstseins in einen viel größeren Zusammenhang eingebunden, welcher für meine kleine Übersicht nicht planbar und nicht begreifbar ist.

Viele Eigenschaften der anderen Weltsicht erleben wir, wenn wir schwer krank sind: Unsere Beziehungen tragen uns und werden wichtig; unsere Leistungen zählen wenig, und unser Geld hat begrenzten Nutzen. Eine hoffnungsvolle Geste wiegt mehr als alle

Statistiken. Die Wärme einer Hand tut uns wohler als Schläuche und Tabletten. Solche Wahrnehmungen sind nicht „subjektiv“ und „nebensächlich“, sondern sie zeigen uns die wirkliche Welt. In schwerer Krankheit wachen wir auf aus dem Alptraum von Maschinen, Geld, Autos und Macht, von Leistung, Druck, Geschwindigkeit, Präzision, Uhrzeit und Akten. Wir wachen auf in einer Welt, die aus Menschen, Körpern und Gefühlen besteht, die warm und veränderlich ist, schmerzhaft vielleicht, aber lebendig und bedeutungsvoll. Wir spüren, was uns wichtig und was uns unwichtig ist, wen wir gern um uns haben und wen nicht.

Die Weisheit des selbst Erfahrenen zählt mehr als erlernte Kenntnisse, Vertrauen wiegt mehr als äußere Macht, echte Gefühle sagen uns Wesentlicheres über die Welt als Theorien, das Gespür für den Gang unseres Schicksals bringt uns weiter als unsere bewussten Pläne, der begriffliche Inhalt unserer Worte ist nicht so wichtig wie die in ihnen mitschwingenden Kräfte, und wie wir in unseren Träumen handeln, kann wichtiger sein als die Tätigkeiten am Tage. – Unsere Kultur, unsere Schulen und Ausbildungen bereiten uns schlecht vor auf die eigentliche Wirklichkeit. Deshalb scheuen viele Menschen sie und bleiben lieber in dem relativen Trancezustand unseres Alltagsbewusstsein. Das macht unsere Kultur insgesamt unflexibel und eng und führt dazu, dass wir den Anforderungen der Wirklichkeit nicht gewachsen sind und dadurch das Gewebe des Lebens verletzen.

Das Erweiterung des Bewusstseins aus der Alltagstrance zu einer größeren Wirklichkeit geschieht häufig durch aufrüttelnde Erfahrungen, wobei wohl schwere Krankheiten die häufigste sind. Nahtoderlebnisse, Tod von Angehörigen, Drogenerfahrungen, religiöse Spontanerlebnisse, Begegnungen mit anderen Kulturen oder innere Krisen können andere Wachmacher sein. Ganz gleich auf welchen Wegen kommend, öffnen wir uns alle der gleichen Wirklichkeit. Insofern kann eine schwere Krankheit und der Kontakt mit einer ganzheitlichen Heilung uns für immer verändern.

Homöopathie und ihre geistigen Wurzeln in der Hermetik

In die geschilderte ganzheitliche Auffassung der Wirklichkeit scheint die Homöopathie nahtlos hineinzupassen. Die Grundgesetze der Hermetik, der „ewigen Philosophie" oder der Alchemie haben wir oben zusammengefasst als das *Gesetz der Analogie*, das *Gesetz der Polarität*, das *Gesetz der Daseinsebenen*, das *Gesetz des Mandala* und das *Gesetz der Einheit*. Bezogen auf die Homöopathie sieht das so aus:

1) Das homöopathische *Ähnlichkeitsgesetz* ist nichts anderes als eine spezialisierte Fassung des universellen Gesetzes der Analogie, Entsprechung oder Resonanz.[36] Interessant ist, dass Hahnemann – anders als die Menschen der Antike – eine gewaltige Fülle genauer Beobachtungen zur Bestätigung des Analogie- oder Simile-Gesetzes gesammelt, geordnet und aufgeschrieben hat. Darin erwies er sich bereits als ein Mensch der Moderne und ein wichtiger Vorläufer der wissenschaftlichen Medizin.

2) Das *Gesetz der Polaritäten* zeigt sich in der Homöopathie in Form der Primär- und Sekundärreaktionen auf Mittelgaben, die genau gegensätzlich zueinander verlaufen und in der Verordnungspraxis als Erstreaktion, Unterdrückung usw. auftauchen. Auch in vielen Arzneimittelbildern lässt sich dieses polare Grundprinzip feststellen, indem sie eine Reihe genau gegenteiliger Eigenschaften aufweisen.

3) Die Auffassung, dass die Welt verschiedene *Daseinsebenen* beinhaltet, die sich durchdringen und beeinflussen, liegt allen Gedanken Hahnemanns zugrunde. Nehmen wir einen exemplarischen Satz aus dem Organon (§ 9): *„Im gesunden Zustande des Menschen waltet die geistartige als Dynamis den materiellen Körper (Organism) belebende Lebenskraft (Autocratie) unumschränkt und hält alle seine Teile in bewundernswürdig harmonischem Lebensgange, in Gefühlen und Tätigkeiten, so dass unser inwohnende, vernünftige Geist sich dieses lebendigen, gesunden Werkzeugs frei zu dem höhern Zwecke unseres Daseins bedienen kann."*

Hier sehen wir den Menschen bestehend aus dem materiellen Körper, der – solange er lebt – von der Dynamis belebt wird, so dass beide Werkzeug des Geistes sein können, welcher wiederum einem höheren Zwecke untersteht. Es lag nie in Hahnemanns Interesse, weltanschauliche Aspekte näher auszuformulieren, und er hat ihnen keine quasi-religiösen Deutungen gegeben. Er war Arzt und nicht Esoteriker, doch lässt er keinen Zweifel an seinem Welt- und Menschenbild.

Auch bei der Erläuterung des Prinzips der Potenzierung begegnet uns die Notwendigkeit, das Wesenhafte einer Substanz von ihrer Stofflichkeit trennen zu können. Darauf weist Hahnemann immer wieder hin und stellt sich mit diesem Vorhaben – das Wesen und die materielle Substanz im Labor zu trennen – eindeutig in die Tradition der Alchemie, wenn auch das von ihm verwendete Verfahren neu zu sein scheint. Das Potenzieren mit dem abwechselnden Verdünnen und Verschütteln entspricht dabei dem alchemistischen „Erhöhen" einer Substanz durch abwechselndes Destillieren und Kondensieren. Und wenn wir bei Hahnemann lesen, wie sich durch den Vorgang des Potenzierens das eigentliche Wesen einer Arznei aus dem Materiellen hervorhebt und deutlicher wird, erinnert dies fast zwingend an die alchemistischen Beschreibungen von der Reifung der Materie durch die alchemistische Kunst: *„Ungemein wahrscheinlich wird es hierdurch, dass die Materie mittels solcher Dynamisation (Entwicklung ihres wahren, inneren, arzneilichen Wesens) sich zuletzt gänzlich in ihr individuelles geistartiges Wesen auflöse und daher in ihrem rohen Zustande, eigentlich nur als aus diesem unentwickelten, geistartigen Wesen bestehend betrachtet werden könne." (Hahnemann, Organon, § 270, Anm. 7)* Und *„Arznei-Stoffe sind nicht tote Substanzen in gewöhnlichem Sinne; vielmehr ist ihr wahres Wesen bloß dynamisch geistig - ist lautere Kraft ..." (Hahnemann, Reine Arzneimittellehre, 6. Teil, S.11)*

Hahnemann hat das Wesen der Krankheit als ein nicht-materielles verstanden, als eine Kraft (er nannte es „Potenz"), welche auf der Ebene der Lebenskraft, der Dynamis vorhanden war. Mehrfach betonte er, dass im physischen, materiellen Körper nichts davon zu finden und dieser ganz anderen Gesetzen unterworfen sei. So hat es eine klare Logik, dass auch das Heilmittel nicht auf der materiellen Ebene ansetzen kann. Krankheitspotenz und Arznei-Potenz begegnen sich auf

Geschichtliche Verbindungen

zwischen Homöopathie und Alchemie, bzw. Hermetik

Die Frage drängt sich auf, warum dieser hier aufgewiesene und offensichtliche Zusammenhang zwischen der homöopathischen Lehre und der hermetischen Tradition in der Geschichte der Homöopathie keine so große Rolle gespielt zu haben scheint.
Die Homöopathie entstand in der Zeit der Aufklärung, als der größte Teil menschlichen Wissens und alter Traditionen in die Verdrängung und das Vergessen fielen. In fast allen Zweigen menschlicher Erkenntnis wurde so vorgegangen, als habe es zuvor keine ernstzunehmende Wissensüberlieferung gegeben. Mit dem Pathos der reinen Beobachtung und Erfahrung wurde übersehen, dass jede Beobachtung theoriegeleitet ist und dass jede Theorie gewissen Erkenntnisinteressen folgt. Man glaubte, das Rad neu erfinden zu können, und sah mit gönnerhafter Miene auf die Weltanschauungen unserer Vorfahren herab. Nur mit Hilfe der Verdrängung aller historischen und geistigen Verbindungen war es in solchem weltanschaulichen Klima möglich, hermetisches Gedankengut in die beginnende Moderne hinüber zu retten.[37]

Dennoch gab es enge geschichtlich nachweisbare Verbindungen. Wir wissen,[38] dass Hahnemann durch seine ausgedehnte Lektüre genügend Bekanntschaft mit alchemistischen und hermetischen Weltdeutungen gemacht hatte, um von ihren Grundprinzipien zu wissen und ihre Vorgehensweisen zu kennen. Während seines Aufenthaltes in Hermannstadt in Siebenbürgen 1779 hatte Hahnemann bei der Inventur der Bibliothek des Barons Brukenthal Kontakt mit alchemistischer Literatur, zum Beispiel der *Medicina Spagyrica* von Rhumelius[39], wo dieser ausdrücklich eine Behandlung nach dem Prinzip „similia similibus curentur" vertritt. Darüber hinaus war Hahnemann Freimaurer und hatte auch auf diesem Wege Zugang zur hermetischen Tradition, die – zum Teil als Rosenkreuzerwissen bezeichnet – in den Freimaurerlogen weiter überliefert wurde.

Offiziell hat Hahnemann sich stets von diesen Traditionen distanziert. Er blieb ein ausgesprochener Vertreter der Ideale der Aufklärung, obwohl er zeitgleich mit den Romantikern und mit Goethe lebte, die schon neue (und alte) Wege eingeschlagen hatten. Wenn Hahnemann hermetisches Wissen übernommen oder weiterentwickelt hat, dann war ihm dies entweder nicht bewusst oder aber er hat es absichtlich verborgen, um seine Lehre nicht vermehrter Kritik auszusetzen. Da er nirgendwo sonst die Konfrontation mit seinen Zeitgenossen scheute, ist letzteres eher unwahrscheinlich. Wir können also davon ausgehen, dass es über Hahnemann nur eine geistige Annäherung an den Denkstil der Hermetik gegeben hat.

Eine wichtige direkte Verbindung hat es aber zwischen Kent und Swedenborgh gegeben. James Tyler Kent (1849 – 1916) kann wohl als der einflussreichste Homöopath nach Hahnemann betrachtet werden. Von ihm stammt das wichtigste Repertorium der homöopathischen Arzneimittel, von ihm stammt auch die am häufigsten verwendete Potenzenreihe in der Verordnung: C 30, C 200, C 1000, C 10000, und bis heute maßgebliche Werke über Materia medica und homöopathische Philosophie. Wie viele andere wichtige nordamerikanische Homöopathen seiner Zeit auch war Kent Anhänger des schwedischen Mystikers, Visionärs und christlichen Esoterikers Emanuel Swedenborgh. Hier zeigte sich am deutlichsten die Nähe der homöopathischen Methode zu einem esoterischen Weltbild. Die Leichtigkeit, mit der Kent die Homöopathie in seinem Rahmen erläutern konnte, ließ seine philosophischen Vorlesungen nach dem Organon zur wichtigsten theoretischen Quelle der folgenden HomöopathInnen werden – allerdings unter Vernachlässigung der spirituellen Grundlage, die Kent selbst dazu hatte. Mit seinem Konzept der „simple substance“[40] für Hahnemanns Dynamis nähert Kent sich wieder stark an die alchemistische Idee einer Materia prima an, bis hinein in die Begriffsbildung. In seinen Erläuterungen ihrer Wirkung und Stellung im Organismus formuliert er weit über Hahnemanns Konzept hinausgehend eine umfassende esoterische Theorie der Lebenskraft.

Nicht zuletzt haben seit Hahnemanns Zeit alle esoterischen Strömungen des Abendlandes die Homöopathie als artverwandt erkannt und verwendet. Bekanntestes Beispiel ist die Anthroposophie Rudolf Steiners, deren Medizin ebenfalls mittels potenzierter Stoffe arbeitet und deren Ärzte zum Teil auch auf die klassische Homöopathie zurückgreifen. Hingegen beruht die immer wieder behauptete Ablehnung der Verwendung von Hochpotenzen durch Steiner auf einem Gerücht. Es gibt keine nachweisbare Aussage Steiners in diese Richtung. Er hat im Gegenteil, wie auch andere Esoteriker, die Homöopathie befürwortet. Allerdings ist die Medizin auf der Basis des anthroposophischen Menschenbildes eine eigenständige Richtung mit ganz eigenen Therapieprinzipien und Heilmitteln.

der gleichen Ebene, die von Hahnemann teils als dynamische, teils als wesenhafte oder geistige bezeichnet wird. Aus diesem Zusammenhang ergibt sich, dass dem Menschen wie auch der Natur insgesamt eine Daseinsebene zugesprochen werden muss, welche nicht materiellen Wesens ist. Von dieser Ebene gehen die wesentlichen Lebensimpulse aus, auch Krankheiten und Heilungen. Die materielle Ebene ist nur die Wirkungssphäre, ein äußerer Spiegel des eigentlich unsichtbaren Geschehens. Ein solches Konzept hat in der naturwissenschaftlichen Denkweise und in den naturwissenschaftlichen Theorien keinen Platz und keinen Sinn.

Es gibt zwar eine Reihe Versuche, die homöopathischen Thesen in kybernetische Selbstregulationsgeschehen oder in systemtheoretische Begriffe zu übersetzen. Doch dabei geht stets Grundlegendes verloren. Hahnemann hat sehr deutlich gesagt, was er gemeint hat. Und wir können seine Gedanken und Forschungen auch gut verstehen, wenn wir ein dazu passendes Weltbild anwenden und nicht versuchen, die Homöopathie irgendwie in unser gewohntes Denken hinein zu verbiegen.[41]

4) Das *Gesetz des Mandala* oder der symmetrisch strukturierten Ganzheiten ist dasjenige, welches in der Homöopathie am wenigsten umgesetzt ist. Hahnemanns jahrzehntelange Verweigerung jeglicher Spekulation oder umfassender Theoriebildung führte dazu, dass er zwar eine immense Fülle an Analogiebeziehungen zwischen Menschen, Charakteren, Krankheiten und Natursubstanzen gesammelt und dokumentiert hat, diese jedoch nie sinnvoll ordnen konnte. Erst im höheren Alter machte er mit seiner Miasmentheorie einen Versuch, die menschlichen Krankheitserscheinungen wie auch die homöopathischen Arzneimittel drei Grundkrankheiten zu unterstellen, den sogenannten „Miasmen" Psora, Sykosis und Syphilis.

Spätere Generationen HomöopathInnen haben nicht aufgehört, über dieses Problem zu diskutieren und immer neue Ordnungssysteme zu erfinden. Sie gesellten zu Hahnemanns drei Miasmen noch das tuberkulinische als viertes, worin wir dann mühelos die vier Elemente Feuer (Syphilis), Luft (Tuberkulose), Wasser (Sykose) und Erde (Psora) wiedererkennen; oder sie benutzten das Periodensystem der chemischen Elemente als Ordnungsprinzip oder die Naturreiche der

Minerale, Pflanzen und Tiere. Keine dieser Ordnungen konnte sich bisher durchsetzen, und das Problem muss als noch ungelöst einer weiteren Generation HomöopathInnen harren.

Der Grund für diese Skepsis Hahnemanns und vieler seiner NachfolgerInnen bezüglich analoger Ordnungssysteme beruhte darauf, dass zu seiner Zeit der Umgang mit den Analogieprinzipien in Form der Signaturenlehre und der weit verbreiteten Humoralpathologie (der Lehre von den Temperamenten und Säften) sehr heruntergekommen war[42] und nur noch als halb- oder unverstandenes Relikt auf der Basis antiker Schriften praktiziert wurde – auch zum Nachteil der PatientInnen, wie Hahnemann immer wieder feststellen musste. Er lehnte dann nicht nur den Missbrauch sondern auch die Methode selbst ab. Innerhalb seiner Lebenszeit kam er nicht mehr zu dem Schluss, dass er hier wohl das Kind mit dem Bade ausgeschüttet hat. Mit der Miasmentheorie hat er zwar versucht, auf spekulativem Wege wiederzugewinnen, was er von der Tradition verloren hatte, doch ist der Versuch im Ansatz steckengeblieben.

Es erweist sich hier als vorteilhaft, eine Methode (die Homöopathie) auf ein umfassenderes System (das hermetische Weltbild) zu beziehen, um strukturelle Lücken der Methode zu entdecken und aufarbeiten zu können. Die ganzheitlichen Systeme des Weltverständnisses haben eine Vollständigkeit in sich, da sie immer die Aufteilung der Einheit repräsentieren.

5) Die *Ganzheit und Einheit des Seins* in einem universellen Bewusstsein ist das allgemeine Grundprinzip aller vollständigen menschlichen Weltanschauungen, wie auch immer sie sich im Detail darstellen.

Der Wille, sich auf diese Einheit zu beziehen, tritt in der Homöopathie als das Gesetz der Intention auf, des gerichteten Willens, in dem sich alle anderen Faktoren sammeln und ihre Bedeutung bekommen. Ohne eine klare Intention des Heilens als einer Verbindung mit dem „höheren Zweck unseres Daseins“ (wie Hahnemann es nannte), kann es keine ganzheitliche Heilung geben. Diese ist nie als eine erzwungene Automatik denkbar, sondern nur als eine Kunst, als der immer wieder einmalige Akt der Rückverbindung zum großen Ganzen.

Die Prinzipien der Homöopathie und das Weltbild, auf dem sie beruhen

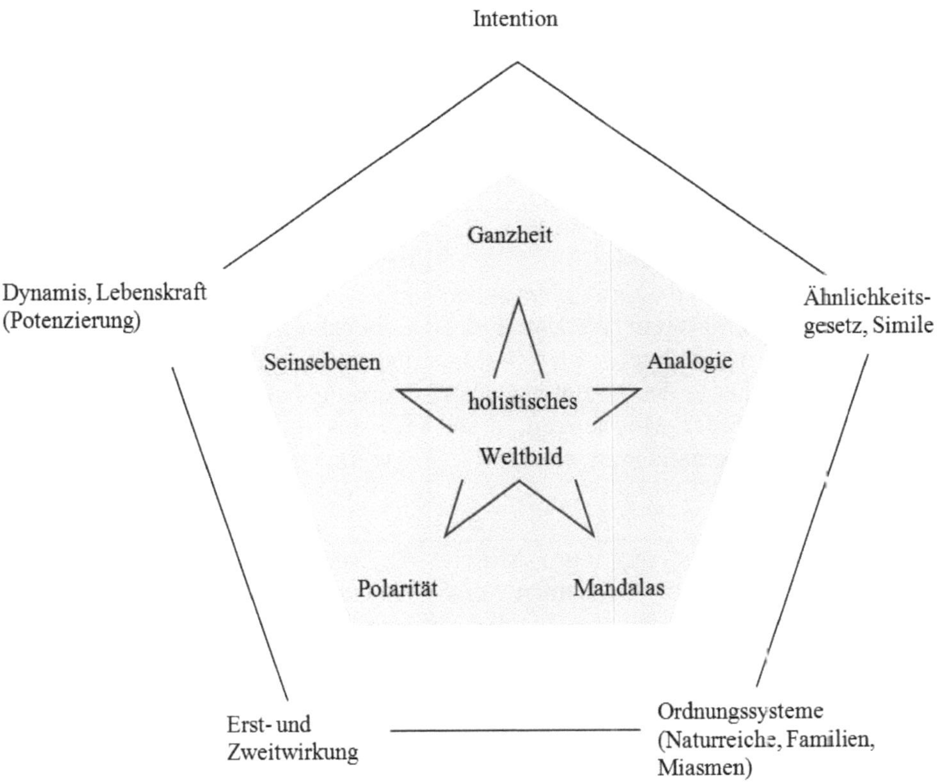

Grundpfeiler der Homöopathie *und ihre Wurzeln im* ⇒	**holistischen/ magischen / hermetischen Weltbild**
- das Ähnlichkeitsgesetz „Similia similibus curentur“	1) Analogie: „wie oben so unten“ – das Gesetz der Korrespondenz und Resonanz im Mikro- und Makrokosmos
- das Gesetz von Erst- und Nachwirkung (die Grundlage der Arzneiwirkung nach Hahnemann)	2) Polarität: nichts existiert ohne die Wirkung seines Gegenteils
- das Gesetz vom Wirken der Lebenskraft, Dynamis im Unterschied zum physischen Körper, der als ein Werkzeug des Geistes bezeichnet wird. (Die Möglichkeit des Potenzierens basiert auf der Möglichkeit, diese Ebenen voneinander zu trennen)	3) Hierarchie der Seinsebenen: neben der physischen Ebene gibt es die Ebene der Lebenskraft, die Ebene der Psyche, des rationalen Verstandes und die Ebene des Geistes – im Mikro- ebenso wie im Makrokosmos
- Ordnungssysteme von Mittelverwandtschaften, Miasmen und Naturreichen	4) Mandalas – strukturierte Ganzheiten: jede Ganzheit (*holon*) ist in sich symmetrisch strukturiert
- die Intention: uns in der Heilung mit dem „höheren Zweck unseres Daseins” zu verbinden	5) Einheit: Auf der höchsten Existenzebene ist alles eins, verbunden, in Beziehung und belebt.

Homöopathie und Christentum

Manchen mag die Fragestellung als solche seltsam erscheinen. Aber es gibt in gewissen (evangelikalen) christlichen Kreisen offenbar Probleme mit der Homöopathie wie mit anderen ganzheitlichen Heilverfahren. Diese gelten als „okkult" oder „esoterisch" und damit verwerflich.
Dazu ein paar klärende Gedanken: In der antiken Weltsicht und bis in die Neuzeit wurde allgemein unterschieden zwischen weißer und schwarzer Magie. Sofern man diese Unterscheidung überhaupt benutzen will und schwarze Magie nicht einfach immer die Magie der anderen meint, wäre darunter folgendes zu verstehen: Unter Magie begriff man jede das Alltagsgeschehen überschreitende Form des Einflusses auf die äußere Welt oder die Psyche anderer Menschen. Weiße Magie war eine solche, die in den jeweils akzeptierten spirituellen Kontext eingebettet war, die also eine geistige Anbindung hatte und sich im Dienste des Ganzen sah. Schwarze Magie war die Manipulation der Welt zum eigenen Nutzen und ohne Berücksichtigung der Lebensgemeinschaft und des Ganzen. Gemäß der überlieferten Weltanschauung (und die genannten christlichen Positionen bewegen sich ja im Rahmen der antiken Auffassung von Gut und Böse[43]) stellen die modernen Naturwissenschaften ganz eindeutig eine Form schwarzer Magie dar: Sie manipulieren die Welt ohne eine spirituelle Anbindung und Intention dabei zu haben. Wer also aus christlicher Sicht die Beeinflussung der Gesundheit durch homöopathische Mittel ablehnt, weil diese gewöhnlich nicht unter Berufung auf die christliche Gottheit geschieht, müsste erst recht jede naturwissenschaftlich begründete Heilmethode ablehnen. Die Homöopathie versteht sich immerhin noch als ganzheitlich, und Hahnemann hat sich sogar auf eine Gottesvorstellung bezogen, die der christlichen recht nahe ist, und seine Homöopathie in seinen Dienst gestellt. Dagegen ist die Schulmedizin dezidiert gott-los.
Aus der Bibel wissen wir, dass Jesus seinen NachfolgerInnen ausdrücklich den Auftrag gab, zu heilen und Geister auszutreiben. Dabei hatte er sicherlich keine Chemotherapie im Sinne. Die Art, wie Jesus (und andere Heilende seiner Zeit und seiner Tradition) mit Leidenden umging, hat viel Ähnlichkeit mit der homöopathischen Geisteshaltung.
Hahnemann selbst war ein sehr gläubiger Mensch, dessen Gottesbild durch das christliche stark beeinflusst wurde. Als Freimaurer hatte er sich von konfessionellen Einschränkungen befreit. So war typisch für ihn, dass er zum Beispiel von der „Annäherung an den Geist, der von den Einwohnern aller Sonnensysteme angebetet wird," sprach. [44]

Um das Gesagte noch einmal anders zu formulieren: Die Wirkung eines homöopathischen Mittels beruht darauf, dass es universelle Muster in der Natur gibt, nennen wir sie nun Archetypen, Ideen, morphogenetische Felder, Geister oder wie auch immer. Diese Muster bestimmen alles Geschehen auf allen Ebenen Die geistigen Muster lassen sich als äußere Substanzen manifestieren oder in solchen darstellen – das ist das Anliegen der Alchemie wie der homöopathischen Arzneimittelbereitung. Die Aufgabe der homöopathischen Behandlung besteht darin, dieses Muster in seiner krankmachenden Gestalt aufzufinden, es zu benennen und für eine Begegnung mit dem gleichen Prinzip in Form einer Arznei zu sorgen.

Früher wurde Krankheit so beschrieben, dass ein böser Geist Gewalt über den Zustand eines Menschen bekommen hatte. Heilung beruhte darauf, diesen Geist zu erkennen und zu benennen. Wenn man den Namen eines Geistes kannte, dann hatte er seine Macht verloren – modern gesprochen: wenn man das kränkende Muster identifizieren und benennen kann.

Die Tiefenpsychologie und auch die Astrologie arbeiten nach dem gleichen Prinzip. Zur tiefenpsychologischen Arbeit gehört das Erkennen von archetypischen Grundmustern im Verhalten, in Phantasien und Träumen von Menschen, ihre Bewusstmachung und weitere Entwicklung zu Mustern, die eine Ganzheit ausdrücken. Diese archetypischen Muster finden sich in der individuellen Psyche ebenso wie in der kollektiven, das heißt in kulturellen Zeugnissen. Die Astrologie benennt die Verhaltens- und Wahrnehmungsmuster von Menschen mit Hilfe der überlieferten Tierkreiszeichen- und Planetensymbolik. Heilung und seelische Entwicklung finden durch Erkenntnis dieser komplexen Symbolmuster statt. Ganzheitliche Körpertherapien, wie die Craniosakraltherapie, die Osteopathie oder die bioenergetischen Methoden, suchen die geistigen Muster hauptsächlich in ihrer körperlichen Bindung und lösen sie auf dieser Ebene. Dabei werden oft zugehörige Gefühle, Bilder oder Erinnerungen freigesetzt, aber der Schwerpunkt liegt nicht bei der mentalen Bearbeitung.

Das Besondere am homöopathischen Ansatz ist die konsequente Einbeziehung der körperlichen und der mentalen Ebene: „Körper und Geist sind wie zwei unterschiedliche, doch in einer Wechselbeziehung zueinander stehende, sich ergänzende Bühnen, auf denen die gleiche, richtunggebende Kraft, die Individualität, das gleiche Stück aufführt, nur sozusagen in zwei verschiedenen Sprachen."[45] In der Homöopathie gilt es, diese beiden Sprachen in Einklang zu bringen und ihr gemeinsames Muster zu verstehen.

Die therapeutische Arbeit in den hier geschilderten Zusammenhängen erfordert ein Umdenken in den angewendeten Konzepten und die Entwicklung eines (für uns) neuen Vertrauens in diese Gesetzmäßigkeiten. Das Denken in mechanistischen Kategorien und Sachzwängen, in schulmedizinischen Krankheitsbegriffen und -abläufen, in Theorien von Erregern und Ansteckungen, von Chemie und Substanz ist uns so in Fleisch und Blut übergegangen, dass es dauern kann, bis wir uns auf eine ganzheitliche Welt- und Therapievorstellung wirklich einlassen können.

Das wichtigste Prinzip dabei ist, dass wir der Ordnung der Daseinsebenen folgen und davon ausgehen, dass die stoffliche Struktur immer dem Fluss der Energie folgt. Die Lebensenergie ist nicht etwas, das im materiellen Körper fließt wie das Blut oder die Lymphe; vielmehr ist sie die formgebende geistige Struktur, in welche die Materie eingebettet ist. Wie Meister Eckhart sagte, ist nicht die Seele im Körper, sondern der Körper in der Seele. Hierzu ein paar Zitate von Kent, dem wohl maßgeblichsten Homöopathen nach Hahnemann:

„Alles und jedes, was dem Auge erscheint, ist nur eine Darstellung seiner Ursache, und es gibt Ursachen nur im Inneren. Ursachen bewegen sich nicht vom Äußeren des Menschen in sein Inneres hinein, weil der Mensch gegen solche Angelegenheiten geschützt ist. Ursachen existieren in so feiner Form, dass sie für das Auge unsichtbar sind. Es gibt keine existierende Krankheit, deren Ursache dem Menschen durch das Auge oder durch das Mikroskop erkennbar ist. Ursachen sind viel zu fein, um durch irgendein Präzisionsinstrument beobachtet werden zu können. Sie sind so immateriell, dass sie dem inneren Wesen des Menschen entsprechen und auf dieses wirken, und sie schlagen sich im Körper in Form von Gewebsveränderungen nieder, die vom Auge erkannt werden können. Solche Gewebsveränderungen müssen als das

Ergebnis der Krankheit verstanden werden, oder der Arzt wird niemals die Ursache einer Krankheit wahrnehmen, was Krankheit ist, was Potenzierung ist, oder was das Wesen des Lebens ist. Das meinte Hahnemann, wenn er davon sprach, dass die grundlegenden Ursachen in den chronischen Miasmen lägen." (Kent, Lectures on Homoeopathic Philosophy, S.45)

„Die Allopathen halten tatsächlich die Folge für die Ursache und gelangen so zu einer falschen Theorie, zur Bakterientheorie. Man kann die Bakterien zerstören, zerstört jedoch nicht die Krankheit. Die Empfänglichkeit bleibt die gleiche, und nur die Empfänglichen werden die Krankheit bekommen. Bakterien haben einen Nutzen, denn in der ganzen Welt gibt es nichts, was nicht ein Nutzen hätte, und nichts ist auf die Erde geschickt, um den Menschen zu zerstören. Die Bakterientheorie würde den Anschein erwecken, der allweise Schöpfer hätte diese Mikroorganismen hierher geschickt, um die Menschen krank zu machen. Aus dem genannten Paragraphen sehen wir, dass Hahnemann keine solche Theorie wie die Bakteriologie angenommen hat." (Kent S.52)

„Alle Abbilder der Miasmen finden sich in Heilmitteln. Es gibt kein Miasma der Menschheit, das nicht sein Abbild in Heilmitteln fände. Das Tierreich trägt in sich das Bild der Krankheit, und das pflanzliche und mineralische Reich auf gleiche Weise, und wenn ein Mensch sich in den Substanzen dieser drei Reiche vollkommen auskennen würde, so könnte er die gesamte Menschheit behandeln. Bei der Anwendung muss der Arzt seinen Geist mit den Bildern füllen, die den Krankheiten der Menschheit entsprechen." (Kent, S.50)

Was bedeutet die Anerkennung der hermetischen Weltsicht in der therapeutischen Arbeit sonst? Zum Beispiel die Polarität: Jede Lebenssituation stellt eine Ganzheit dar, und ich kann immer davon ausgehen, dass es zu allem, was ich unmittelbar wahrnehme, einen Gegenpol gibt, der zur Wahrheit des Ganzen gehört. Wenn etwa ein Patient seine Beziehung ausschließlich als Opfer erlebt, dann wird im Verlauf der Therapie auch die Gegenkraft, die Täterschaft, auftauchen. Wenn jemand sehr depressiv erscheint, dann kann ich im Laufe des Heilungsprozesses mit einer Phase heftiger Aggressionen rechnen, und so weiter. Ist mir dies bewusst, dann weiß ich, dass ich als Therapeut nichts davon herbeiführen muss. Der therapeutische Prozess lebt von dieser natürlichen Gesetzmäßigkeit, und ich kann dies begleiten und bewusst machen.

Ein weiterer Punkt ist der Umgang mit den homöopathischen Arzneimitteln, mit den Globuli. Stelle ich mir ein homöopathisches Arzneimittel im Prinzip wie ein Medikament vor, so ergeben sich etliche Paradoxien und Probleme, nicht nur mit der hohen Verdünnung. Zum Beispiel werden im Zuge jeder homöopathischen Potenzierung, dem abwechselnden Verreiben, Verdünnen und Verschütteln einer bestimmten Ausgangssubstanz in Milchzucker und Alkohol-Wasser-Gemisch, auch bei größter Sorgfalt und höchster Sauberkeit des Labors unzählige Verunreinigungen der Geräte, der Ausgangssubstanz, der Laborluft, der Atemluft des Laboranten und der Lösungsmittel mit verschüttelt und weiter potenziert. Und selbst wenn wir dies nicht in Betracht ziehen, so wird doch prinzipiell bei jeder Potenzierung immer der Milchzucker mit potenziert und müsste seine Spuren in jedem bekannten Arzneimittelbild hinterlassen haben. – Woher „weiß" die homöopathische Potenz, auf welchen der vielen Stoffe in dem verriebenen und verschüttelten Gemisch es ankommt? Wie lässt sich bei Potenzhöhen, die jenseits des Stofflichen liegen, noch der ursprüngliche „Klang" vom „Rauschen" unterscheiden, das mit verstärkt worden ist? Es gibt dafür im mechanistischen Denken keine sinnvollen Erklärungen. Wir müssen den geistigen Sprung wagen und die Wirkungen mit dem Hauptprinzip der Magie erklären: Intention ist (fast) alles! Ein Mittel wird zu dem, was der oder die Herstellende *will* und sich *vorstellt*. Damit sind wir konsequent bei der für die alchemistische Arbeit typischen untrennbaren Verquickung von Laborarbeit und Seelenarbeit, von (al)chemistischen Kenntnissen und geschulter Willens- und Vorstellungskraft. Die Kunst in der Alchemie wie in der Homöopathie besteht nun darin, den Balanceakt zwischen dem inneren Prozess und der technischen Fertigkeit zu bewältigen. Beide Aspekte sind gleichermaßen notwendig, keiner lässt sich durch den anderen aufheben. Auch die Homöopathie lässt sich weder allein mit dem Computer noch allein mit der Intuition bewerkstelligen. Der Idealfall ist, wenn das Handwerkszeug so souverän beherrscht wird, dass die Aufmerksamkeit ganz für die seelischen Bewegungen frei sein kann.

Die vielleicht wichtigste Einsicht aus der hermetischen Weltsicht für die Behandlung ist, dass wir als TherapeutInnen immer mit den PatientInnen in einem Boot sitzen. Das Gefälle der „Halbgötter in Weiß" zu ihren Patienten oder die psychotherapeutische „Abstinenz" sind als Versuche, objektive Positionen gegenüber anderen Menschen einzunehmen, illusionär und müssen scheitern. Alle Beteiligten eines Systems wie einer Familie, einer Arbeitsgemeinschaft, einer Therapiesituation sind stets auf vielen Ebenen eng miteinander verflochten und haben an der gleichen Dynamik teil, spiegeln sich gegenseitig. Viele TherapeutInnen kennen das Phänomen, dass während eigener Krisen zahlreich die PatientInnen mit ähnlichen Problemen kommen. Auch hier gelten die Volksweisheiten, dass Gleiches sich zu Gleichem gesellt und Gegensätze sich anziehen, was für uns HomöopathInnen bedeutet: Similia similibus curentur.

„Die Alchemisten suchten nach dem Sinn, nach den Ursachen für die Erscheinungen. Die Naturwissenschaften geben sich mit der Beschreibung der Tatsachen zufrieden. Sie sind Erklärungswissenschaften, keine Verstehenswissenschaften."[46]

„So wenig die Astrologie von einst als die Vorläuferin der heutigen Astronomie bezeichnet werden kann, so wenig lässt sich die vieltausendjährige Alchymie als Vorstufe der neuzeitlichen, rund einhundertfünfzigjährigen Chemie betrachten. (...) So sei hier nochmals darauf hingewiesen, dass es sich hierbei überhaupt nicht um die Richtigkeit oder Unrichtigkeit dieser oder jener scheinbar noch so einschneidenden astronomischen, chemischen oder physikalischen Tatsache handelt, sondern um das grundsätzliche geistige Andersorientiertsein im Sinne einer dynamisch-spirituellen Weltansicht im Gegensatz zu der trotz Quantenmechanik und Relativitätstheorie noch immer geist-entfremdeten Naturwissenschaft der Gegenwart."[47]

Naturwissenschaft und Homöopathie

Es bleibt noch die Frage, welches Verhältnis eine derartige alchemistisch und hermetisch bestimmte Homöopathie zur aktuell etablierten Naturwissenschaft haben kann.

Das Verhältnis von Homöopathie und Wissenschaft insgesamt ist insofern schwer zu bestimmen, als wir mit dem Wort „Wissenschaft" gewöhnlich nur eine bestimmte, historisch junge Form des menschlichen Wissens meinen. Grundsätzlich erfüllt die Homöopathie alle Kriterien der Wissenschaftlichkeit: Sie beobachtet systematisch; sie verarbeitet alle angesammelten Erkenntnisse und vergleicht sie fortwährend mit älteren Daten; sie vergleicht und systematisiert ständig die Arbeitsergebnisse aller Beteiligten und überprüft diese unentwegt anhand von neuen Beobachtungen; sie unterliegt ständiger Selbstkritik und -kontrolle durch praktische Anwendung der Ergebnisse und auch durch internationalen Austausch der forschenden und der anwendenden HomöopathInnen. Aber sie passt nicht in das System der derzeitigen mechanistischen Naturwissenschaften, weil sie sich aus deren Annahmen über die Welt nicht herleiten lässt. Sie ist Teil einer anderen Art Wissenschaft mit anderen Voraussetzungen und anderen Vorgehensweisen. Verschiedene Weltanschauungen bringen aber unterschiedliche Wissenschaften hervor, die die Welt auf unterschiedliche Art richtig beschreiben. Das wurde vorher bereits in der Darstellung des Paradigmas ausführlich dargestellt.

Ein verbreitetes Klischee ist, dass homöopathische Wirkungen den modernen naturwissenschaftlichen Gesetzen widersprechen würden – etwa durch die Höhe der Potenzierungen, der berühmte Tropfen in den Bodensee. Das ist jedoch nicht der Fall und beruht auf einem grundlegenden Missverständnis dessen, was die Naturwissenschaften ausmacht. Eine Tatsache oder Beobachtung kann von vornherein niemals einer Wissenschaft widersprechen, weil Wissenschaften dazu da sind, die beobachtete Wirklichkeit zu erklären, nicht aber zu bestimmen, was wirklich sein kann und was nicht. Ein sehr schönes Beispiel falschen Wissenschaftsverständnisses gibt uns Brecht in seinem Drama über Galilei (4.Bild). Galilei fordert die Gelehrten auf, doch durch sein Fernrohr zu schauen und sich selbst von der Existenz der Jupitermonde zu überzeugen. Diese weigern sich mit dem Argument, dass das bekannte Modell von der Welt deren Existenz für unmöglich erkläre.

Ähnlich wird heute im Namen der Wissenschaft[48] gegen die Homöopathie oder andere Erscheinungen argumentiert, die sich nicht mechanistisch erklären lassen (siehe Kapitel „Die Homöopathie und ihre Gegner"). Tatsächlich vermag die derzeitige mechanistische Naturwissenschaft die Beobachtungen und Vorgehensweisen der homöopathischen Methode nicht befriedigend zu erklären. Aber darin liegt kein Widerspruch und kein Problem der Naturwissenschaft oder der Homöopathie. Im Gegensatz zu metaphysischen Annahmen kann sich eine wissenschaftliche Theorie grundsätzlich nicht auf die ganze Welt beziehen, sondern nur auf ein klar begrenztes Teilgebiet. Außerhalb dieses Geltungsbereiches sind Aussagen der betreffenden Wissenschaft sinnlos. Wir lernen gewöhnlich nicht, wo diese Grenzen liegen; sondern es herrscht die unausgesprochene Überzeugung vor, sie ließen sich beliebig hinausschieben, bis schließlich die Schulwissenschaft alles erklären könne.

Diese Glaubensüberzeugung, dass die Wirklichkeit sich auf die Ergebnisse der bisherigen Naturwissenschaft und ihre Theorien beschränke, ist keine wissenschaftliche Haltung, sondern eine Art des weltanschaulichen Fundamentalismus, der als *Szientismus* bezeichnet wird. Seitens der Homöopathie-Gegner wird gewöhnlich eine Art dieses Szientismus vorgebracht, die sich auf das Wirklichkeitsmodell der Physik vor der Relativitäts- und der Quantentheorie bezieht. Dieses Modell mit seiner Absolutsetzung von Objektivität, Determinismus und strenger Kausalität wird zwar schon seit der ersten Hälfte des vorigen Jahrhunderts in naturwissenschaftlichen Kreisen nicht mehr vertreten, spukt aber offenbar immer noch in vielen Köpfen herum und hat sich in Ermangelung echter wissenschaftlicher Relevanz zu einem mechanistischen Glaubenssystem verfestigt und wird auch mit der Vehemenz fundamentalistischer Überzeugtheit vertreten. Insofern ist es in Diskussionen wichtig, zwischen Wissenschaft und dem Szientismus, einem Glauben an eine bestimmte vergangene Phase wissenschaftlicher Erkenntnis, zu unterscheiden, da beides wenig miteinander zu tun hat.
Innerhalb ihres jeweiligen Geltungsbereiches sind die Aussagen unserer modernen Naturwissenschaften richtig und wertvoll; und kein

Homöopath könnte ihnen aufgrund seiner Erfahrungen widersprechen. Die homöopathischen Zusammenhänge liegen jedoch nicht in diesem Zuständigkeitsbereich und können der mechanistischen Schulwissenschaft deshalb nicht widersprechen. Es gibt hier keinen Widerspruch, sondern zwei grundsätzlich verschiedene Ordnungen in unterschiedlichen Daseinsebenen.

Heilung steht zur Funktion gewisser Gewebe im gleichen Verhältnis wie die Liebe zu gewissen hormonellen Schwankungen. Ich kann zwar feststellen, dass Heilung oder Liebe typische physische Begleiterscheinungen haben, doch lassen sie sich aus diesen physischen Erscheinungen heraus nicht erklären. Insofern ist Heilung in ihrer Überprüfbarkeit und schulwissenschaftlichen Erklärbarkeit gut mit der Liebe zu vergleichen. Es handelt sich um ein bekanntes Phänomen, dessen Wesen sich nicht wissenschaftlich begreifen lässt. Und auch die Liebe lässt sich unter Laborbedingungen oder in Doppelblindstudien nicht reproduzieren. Doch würde niemand daran zweifeln, dass es sie gibt. Die Liebe, das Schicksal, die Heilung und der Tod werden immer Phänomene bleiben, die sich in ihrem Wesen dem wissenschaftlichen Zugriff entziehen.

> „Da dieses Naturheilgesetz sich in allen reinen Versuchen und allen echten Erfahrungen der Welt beurkundet, die Tatsache also besteht, so kommt auf die scientifische Erklärung, wie dies zugehe, wenig an und ich setze wenig Wert darauf, dergleichen zu versuchen. Doch bewährt sich folgende Ansicht als die wahrscheinlichste, da [sie] sich auf lauter Erfahrungs-Prämissen gründet.“ (§ 28 - Organon)

Die Homöopathie behandelt nicht mit verbalen Erklärungen oder rein geistigen Einflussnahmen, sondern mit sogenannten Arzneimitteln, also materiellen Trägern. Das wirft natürlich immer wieder die Frage auf, was denn physikalisch oder chemisch bei einer solchen Medikamentengabe geschieht. In den Hochpotenzen der homöopathischen Arzneimittel ist ja chemisch keine Ausgangssubstanz nachweisbar. Über die Auswirkungen des Verschüttelns und Verdünnens gibt es deshalb eine Reihe von Untersuchungen und Überlegungen.

Physikalisch am besten ausgearbeitet sind die Modelle, die die Weitergabe der homöopathischen Information über ein „Gedächtnis des Wassers“[49] zu erklären versuchen. Wassermoleküle sollen über die natürliche Eigenschaft verfügen, Molekül-Cluster zu bilden, die sehr komplex und hochdifferenziert sind (ähnlich Schneekristallen) und die physikalisch lange Bestand haben. Wie eine Informationsmatrix könnten diese sich durch das rhythmische Verschütteln in der Lösung vervielfältigen und ausdifferenzieren. Milchzucker und Alkohol sind ebenso wie Wasser stark dipolare Moleküle, die über ähnliche Eigenschaften verfügen könnten.

Selbst in naturwissenschaftlich kundigen und genau gearbeiteten Büchern, wie zum Beispiel dem von Resch und Gutmann, finden sich nur physikalische Modelle, die sich als materielle Grundlage der Homöopathie eignen *könnten*. Doch schon innerhalb der Physik haben solche Modelle hypothetischen Charakter und bewegen sich am Rand oder über den Rand des derzeitigen Wissensstandes hinaus. Ob sich homöopathische Gesetzmäßigkeiten an diese Modelle werden anlehnen können, wenn mehr darüber bekannt ist, bleibt offen und spekulativ.

In Anlehnung an unsere physikalischen Denkgewohnheiten haben sich im zwanzigsten Jahrhundert für alle möglichen nicht-physikalischen Zusammenhänge physikalische Metaphern als Erklärungshilfen gebildet. So wurden parapsychische Phänomene (Telepathie, Spuk usw.) mit Hilfe von sogenannten „Psi“-Energien, mit Wellen und Neutrinoströmen zu erklären versucht. Die unterschiedlichen Qualitäten auf dem Erdboden und in der Landschaft bezeichnete man mit Erd„strahlen“ oder „Netzgitterlinien“. Die Bildung von Metaphern, um Neues und Fremdes mit Hilfe bekannter Strukturen zu deuten, ist üblich und legitim. Wir müssen nur vermeiden, solche Metaphorik mit wissenschaftlichen Aussagen zu verwechseln. Die „Energien“, „Schwingungen“ oder „Resonanzen“, von denen in diesem Bereich die Rede ist, haben mit dem physikalischen Energiebegriff zunächst einmal nichts zu tun. Dieser ist eine Rechengröße innerhalb eines Systems von mathematischen Formeln, und die Quantifizierbarkeit gehört zum Wesen dieser Begriffsbildung ebenso wie eindeutige Maßeinheiten.

Wissenschaftliche Forschungen zur Homöopathie

In den letzten Jahrzehnten sind eine Reihe von Anstrengungen unternommen worden, die Wirkungsweise der homöopathischen Therapie auf naturwissenschaftlicher Basis zu erforschen, auf sie also die gleichen Kriterien anzuwenden wie auf andere Formen der Medizin.[50] Dies geschah unter zwei Fragestellungen: Zum einen wurde a) versucht, mittels kontrollierter klinischer Studien, doppelblind, zu klären, ob homöopathische Medikamente überhaupt eine Wirkung haben, die sich von Placebo-Wirkungen unterscheiden lässt. Und zum anderen wurden b) physikalische und biochemische Versuche gemacht, um einem naturwissenschaftlichen Verständnis der Wirkmechanismen von Hochpotenzen näher zu kommen.

a) Ist Homöopathie überhaupt wirksam? Trotz der Schwierigkeit, ein fachfremdes Prüfverfahren auf die Homöopathie anzuwenden, das die Ganzheitlichkeit der Methode nicht berücksichtigt, und trotz der erheblichen methodischen Probleme, die durch Doppelblindstudien und den unklaren Placebobegriff ohnehin aufgeworfen werden[51], sind die Wirksamkeits-Studien zu homöopathischen Medikamenten in der Summe so günstig ausgefallen, dass selbst eine Gruppe von Kritikern die Argumentationslage der homöopathischen Therapeuten als „beneidenswerte Position" bezeichnet.[52] Das bedeutet, dass selbst unter ungünstigsten Bedingungen und mit zum Teil völlig sachfremdem Studiendesign[53] gezeigt werden konnte, dass homöopathische Mittel anders wirken als Placebo.

b) Sind hochpotenzierte Stoffe physikalisch existent und durch Messungen zu beobachten? Die grundlegenden Untersuchungen zum physikalischen und biochemischen Verhalten von Hochpotenzen scheinen zumindest Hinweise darauf erbracht zu haben, dass potenzierte Substanzen sich anders verhalten als unpotenzierte Substanzen der gleichen Verdünnungsstufe. Ähnliche Untersuchungen und Nachweise haben schon lange anthroposophische Wissenschaftler erbracht, die mittels qualitativer Nachweisverfahren (zum Beispiel Tropfenbilder, Dünnschichtchromatografie) zeigten, dass biologisch-dynamisch gezogene Pflanzen sich von herkömmlichen unterscheiden lassen – und in diesem Sinne sind Methoden der biologisch-dyna-

mischen Wirtschaftsweise (zum Beispiel das Rhythmisieren) ebenso wie die Potenzierung alchemistische Verfahren, welche bei oberflächlicher chemischer Betrachtung keine Unterschiede erkennen lassen.
Ironischerweise ist es so, dass klinische Studien über homöopathische Therapie viel strengeren wissenschaftlichen Standards unterliegen als schulmedizinische, um sich nicht schon durch Formfehler oder statistische Schwächen zu disqualifizieren.
Zusammenfassend kann man also sagen, dass die bisherigen naturwissenschaftlichen Forschungen gezeigt haben, dass homöopathische Wirkungen im Horizont einer mechanistischen Weltwahrnehmung und Deutung zumindest nicht nicht-existent sind. Verfeinern wir die Messverfahren hinreichend, so lässt sich das Vorhandensein solcher Wirkungen beobachten. Ähnlich wie in der parapsychologischen Forschung gehen die möglichen Aussagen aber nicht über die Feststellung der bloßen Existenz solcher Effekte hinaus, die innerhalb der naturwissenschaftlichen Theorie Anomalien bilden. Wie sie eigentlich zustande kommen, welches ihre inneren Gesetzmäßigkeiten sind, und all die Fragen, die uns HomöopathInnen in der täglichen Praxis beschäftigen, bleiben davon unerklärt und unberührt. Das ist der derzeitige Stand der Dinge; und aufgrund unserer grundsätzlichen Überlegungen zu diesen Themen würde ich auch nicht damit rechnen, dass sich daran etwas wesentlich ändern kann. [54]
Ein entscheidender Punkt in der Auseinandersetzung um die Wissenschaftlichkeit ist, dass ein ganzheitlicher Ansatz andere wissenschaftliche Rahmenbedingungen braucht als ein mechanistischer. Er beruht genau darauf, dass eine Ganzheit sich nicht sinnvoll in Komponenten zerlegt verstehen läßt. Hierzu wird eine zukünftige Naturwissenschaft sicherlich eigene Kriterien entwickeln.

Metaphern weisen dies natürlich nicht auf. Sie können einen anschaulichen Wert haben, haben aber mit wissenschaftlichen Überlegungen nichts zu tun.

Abgesehen von der mangelnden physikalischen Basis, impliziert der Energiebegriff vieles, was sich in der homöopathischen Anwendung nicht wiederfinden lässt (siehe auch das Kapitel „Dynamis – die Lebenskraft“). Zum Beispiel müsste mehr Energie auch mehr Wirkung hervorbringen und somit die Wirkung eines Mittels stark von der

Anzahl der eingenommenen Globuli abhängen, was aber nicht der Fall ist. Eine C 30 müsste dann zehnmal schwächer oder stärker sein als eine C 3, was ebenfalls nicht der Fall ist. Wenn wir schon eine physikalische Metapher verwenden wollen, dann läge die des Feldes näher (obwohl auch hier die Feldstärke und der Vektorcharakter eines Feldes sich nicht sinnvoll einordnen lassen).
Besser lassen wir die missverständliche und unschöne pseudophysikalische Begriffsbildung fallen und reden – wie Hahnemann – vom Geist oder Wesen eines Mittels. Mag sein, dass sich eines Tages nachweisen lässt, auf welche physikalische Weise Struktureigenschaften der Ausgangssubstanzen in den Trägerstoffen (Wasser, Alkohol, Milchzucker) weitergegeben werden. Das wäre gewiss faszinierend, bleibt zur Zeit aber noch offen.

Eine interessante andere Verbindung der Homöopathie zur modernen Naturwissenschaft ist, dass sie in gewisser Weise als Vorläuferin der modernen naturwissenschaftlichen Medizin gelten kann. Dies bezieht sich auf die medizinische Erkenntnismethode mittels genauer Beobachtung am kranken Menschen. Zwar stellte schon Paracelsus Beobachtungen am Krankenbett an, war damit aber seiner Zeit so weit voraus, dass dieses Vorgehen keine weiteren Nachahmer fand. Erst in Hahnemanns Zeit wurden konkrete Beobachtungen in der klinischen Praxis sowie experimentell gewonnene Erkenntnisse (die Arzneimittelprüfungen an Gesunden) systematisch verbunden und daraus Gesetzmäßigkeiten abgeleitet. Dies ist der Idealfall einer induktiv vorgehenden Naturwissenschaft und die theoretische Basis der heutigen mechanistischen Schulmedizin.

Innerhalb der wissenschaftlichen Medizin ist Samuel Hahnemann tatsächlich einer der Vorreiter der experimentellen und systematisch beobachtenden Methodik.[55] Fairerweise muss man jedoch sagen, dass er damit – in paracelsischer Tradition – nur einen tragischen Tiefstand der europäischen Wissenschaft überwinden half. In der arabischen Welt gab es schon lange eine bessere Medizin, und vor der akademischen Ärztemedizin hatte es auch in Europa stets eine Fülle von Heilweisen im Volke gegeben, die – neben gewissen abergläubischen Elementen – auf konkreten Erfahrungen vieler Jahrhunderte beruhten. An diese alten und uralten Überlieferungen möchten wir mit dem folgenden Kapitel den Anschluss suchen. Denn auch hier greift die moderne Homöopathie ältestes Wissensgut der Menschheit auf.

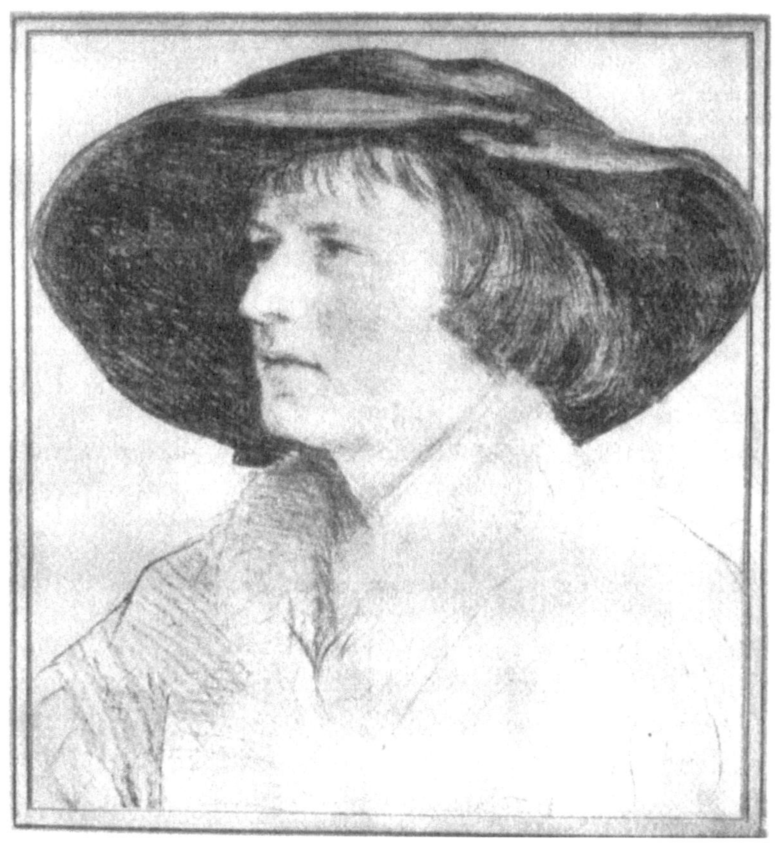

Theophrastus Bombastus von Hohenheim (geboren 1493, Kanton Schwyz, gestorben 1541 in Salzburg (Zeichnung von Hans Holbein dem Jüngeren, 16. Jahrhundert)

Medizinmänner und –frauen von heute

Viel älter als die bis in die Anfänge der menschlichen Geschichtsschreibung zurückreichende Alchemie ist der Schamanismus. Viele sehen im Schamanismus den Ursprung aller Religion und allen Heilens, den Schamanen als den Archetypus und Vorläufer des Priesters, des Magiers, des Arztes und des Heiligen. Oder besser sollten wir von der Schamanin reden, zumal wenn es um so weit zurück liegende Zeiten geht. Die sogenannten Hexen waren als die Heilerinnen und Priesterinnen der ländlichen Bevölkerung bis in die Neuzeit hinein die Schamaninnen Europas. Paracelsus, der große Heiler im Aufgange der Neuzeit und Vater der empirischen Medizin, sagte, er habe sein ganzes Wissen von den Weisen Frauen. Insofern gibt es über Paracelsus und Hahnemann eine erkennbare geistige Linie in die frühe Geschichte des Heilens zurück.

Es soll hier jedoch nicht in einem spekulativ historischen Sinne die Verbindung zwischen Homöopathie und Schamanismus hergestellt werden. Vielmehr geht es darum, die Rolle der Heilenden in verschiedenen kulturellen Zusammenhängen zu betrachten. In vielen Völkern gab es lange ein Nebeneinander von Schamanen und Priesterschaft. Dabei vertrat die Priesterschaft eher einen formalen, statischen Aspekt der Religion, während die SchamanInnen aus ganz persönlichen Erlebnissen Zugang zum spirituellen Bereich geben konnten. Vielfach entstanden dadurch Konflikte oder zumindest eine gewisse Polarität. SchamanInnen, die heilen und zaubern konnten und Zugang zu unberechenbaren Mächten hatten, wurden zwar aufgesucht, blieben aber unheimlich, nicht kalkulierbar.

In der europäischen Geschichte der letzten Jahrhunderte hat es ein überwältigendes Monopol der Priesterschaft gegeben, nicht nur in kirchlich-religiöser Hinsicht. Durch die Hexenverbrennungen der Neuzeit und Renaissance verschwand die Konkurrenz zur Ärzteschaft,

Ich kann meine Augen verlieren, und dennoch weiterleben.
Ich kann meine Hände verlieren, und dennoch weiterleben.
Ich kann meine Beine verlieren, und dennoch weiterleben.
Ich kann meine Ohren, Nase, Haare verlieren, und dennoch weiterleben.

Aber wenn ich die Erde verliere, sterbe ich.
Wenn ich das Wasser verliere, sterbe ich.
Wenn ich die Luft verliere, sterbe ich.
Wenn ich die Sonne verliere, sterbe ich.
Wenn ich die Pflanzen, Tiere, Sterne verliere, sterbe ich.

Was ist mein wahrer Körper?

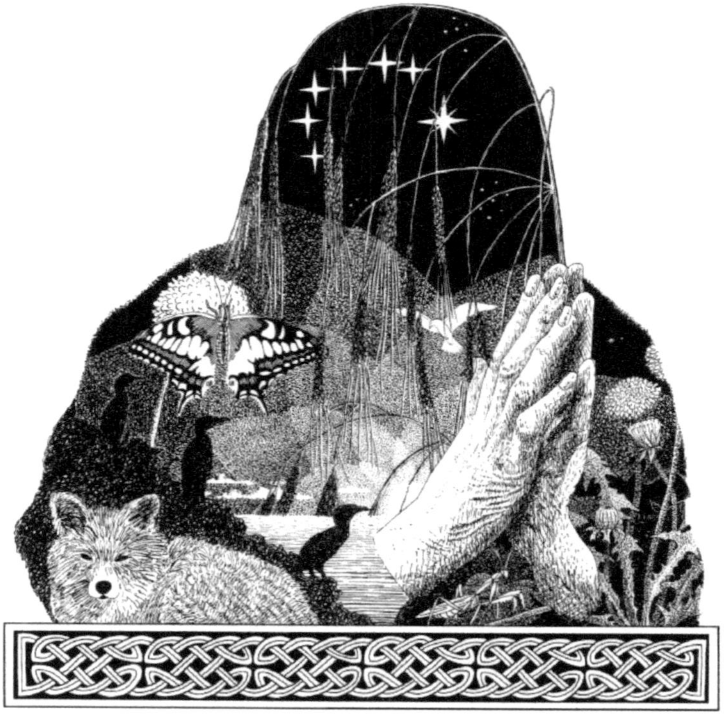

die sich in dieser Zeit erst etablierte. Gleichzeitig entstanden die modernen Wissenschaften, und in der Philosophie räumte die Aufklärung mit der tradierten Metaphysik auf. Die von Staaten und Kirchen organisierten Massenvernichtungen an Hexen, Hebammen, HeilerInnen und vielen sonst wie beargwöhnten Personen werden oft ins finstere Mittelalter verlegt. Die Massenmorde fanden jedoch in der Zeit der Reformation, der Renaissance, der Aufklärung und sich entwickelnden Naturwissenschaften statt. Danach war für lange Zeit alles „Schamanische" aus der europäischen Kultur verschwunden, die „Entzauberung" der Welt war gelungen. Kleine Gegenbewegungen wie die Romantik, der Spiritismus, der Wandervogel und ähnliche blieben randständig, reichten aber aus, um gewisse weltanschauliche Grundideen zu erhalten und auch Reste einer anderen Medizin zu bewahren.

Die Schulmedizin hat heute die gesellschaftliche Rolle der etablierten Priesterschaften inne, während die unterschiedlichen Formen der ganzheitlichen Medizin die Rolle der SchamanInnen spielen, gleichzeitig benötigt und beargwöhnt. In den bekannten Rollenklischees der Halbgötter in Weiß und der Quacksalber und Wundertäter zeigt sich dieses Verhältnis deutlich.[57] Insofern scheint es berechtigt, von den „Medizinmännern und -frauen von heute" zu sprechen und darin eine gesellschaftliche Rolle und Form des Heilens zu bezeichnen, die es seit Menschengedenken gibt. In einer Zeit, in der die Religion öffentlich eine immer geringere Rolle spielt, die individuelle Gesundheit aber zu einer quasi-religiösen Bedeutung und zur Spitze der Werteskala der meisten Menschen aufgestiegen ist, in einer solchen Zeit gewinnt der hier angedeutete Rollenkonflikt zwischen dem medizinischen Establishment als Priesterschaft und den alternativen Heilern als „Hexen" eine gesellschaftsprägende Rolle. – Diese Rollenaufteilung wirft die Frage auf, ob es überhaupt gelingen *kann*, die Homöopathie und andere alternative Therapien besser zu etablieren, oder ob nicht gerade ihr Außenseitertum zum Wesen ihrer Rolle und Kraft gehört.[58]

Der Begriff des „Schamanismus" erfuhr im Laufe der letzten zwei Jahrzehnte eine wesentliche Erweiterung seiner Bedeutung, zunächst

Schamanismus

Der Schamanismus ist eine sehr vielfältige Kulturform und mehr als eine bloße Heilmethode, wenn auch das Heilen seine zentrale Funktion ist. Ursprünglich bezeichnete dieser Begriff die Funktion der Trance-Medien-Priester-Heiler sibirischer Völker[59], deren besonderes Kennzeichen es ist, sich durch Tanzen, Trommeln oder psychoaktive Substanzen in Trance zu versetzen und darin die Über- oder Unterwelt der Geistwesen zu besuchen. In dieser Geisterwelt finden sie die Lösung für Probleme des Stammes, für Krankheiten oder sie suchen die verlorene Seele eines Stammesangehörigen.[60] Diese Heilung einzelner oder der Gemeinschaft findet meist im Rahmen eines Stammesrituales statt.

Schamane oder Schamanin können Menschen nicht einfach werden, es ist kein „Lehrberuf", sondern eine Berufung, die mit großen Entbehrungen verbunden ist. Häufig findet eine solche Berufung durch große Träume oder andere visionäre Erlebnisse statt, die die Betroffenen weit hinein in den Bereich von Krankheit und Wahnsinn führt, in die Geisterwelt, deren Geister sie dabei kennenlernen und sich ihre spätere Hilfestellung erwerben.

Diese Art der Initiation gilt als kennzeichnend für den Schamanismus in der ursprünglichen Wortbedeutung, und es gibt Grundstrukturen solcher Initiationserlebnisse, -visionen oder -träume, die in allen Kulturen auftauchen. Die Initiation findet in einer Über- oder Unterwelt statt und wird von Geistwesen vorgenommen, welche den Schamanen zerstückeln und wieder neu zusammensetzen. „Der Novize begegnet einigen göttlichen Gestalten (Herrin des Wassers, Herr der Unterwelt, Herrin der Tiere), bevor er von den Tieren, die ihn führen, zum Zentrum der Welt auf dem Gipfel des kosmischen Gebirges gebracht wird, wo der Weltenbaum und der Herr aller Welt ist; halbdämonische Wesen entdecken ihm Natur und Behandlung aller Krankheiten; zuletzt schneiden andre dämonische Wesen seinen Körper in Stücke, kochen diese und tauschen sie gegen bessere Organe aus."[61] Dabei werden ihm neue Kräfte gegeben, mit deren Hilfe er später

Kontakt zu den Geistwesen herstellen, die Seele von Kranken zurückholen oder unerwünschte Geister vertreiben kann.

SchamanInnen erwerben Fähigkeiten nicht bloß aufgrund von Kenntnissen. Vielmehr handelt es sich um persönliche Erfahrungen und Begegnungen mit den betreffenden Geistwesen. Auf der Initiationsreise erlernen SchamanInnen oft „ihr" Lied, mit dessen Hilfe sie die geistigen Helfer wieder rufen oder sich selbst in den ekstatischen Zustand versetzen können. Besonders die Trommel wird zur Induktion der Ekstase verwendet und deshalb manchmal als „Pferd" des Schamanen bezeichnet. Als hilfreiche Geister kommen sowohl Tier- oder Pflanzengeister als auch die Ahnen in Frage. Es können auch rein geistige Wesenheiten sein, Gottheiten oder dämonische Wesen. Die helfenden Tiere eines Schamanen fallen unter ein Tabu, das heißt, sie dürfen von diesem Schamanen nicht gegessen und gejagt werden.

Für die Struktur vieler schamanischer Weltbilder ist die Aufteilung in Ober- (Himmel), Mittel- (Erde) und Unterwelt typisch sowie der Weltenbaum in der Mitte, auf welchem der Schamane auf- und absteigen und sich so zwischen den Welten bewegen kann. Aufgrund dieser Möglichkeit, sich frei zwischen den Welten zu bewegen, kommt den SchamanInnen nicht nur die Aufgabe des Heilens und der Suche nach verlorenen Seelen zu, sondern sie begleiten oft auch die Seelen der Verstorbenen in die jenseitige Welt.

In Hermes (nach dem die Hermetik benannt ist) sehen wir den früheren Schamanengott der Griechen. Hermes war der Begleiter der Toten und trug Flügelschuhe, mit denen er sich in allen Welten bewegen konnte. Sein Stab mit den beiden Schlangen sieht einerseits aus wie ein verdoppelter Äskulapstab (Wahrzeichen der Medizin in Europa), und wird andererseits als Weltenbaum-Symbol gedeutet, das für die Schamanenwelt zentrale Bild. Hermes war auch der Trickster, der Schelm der Götter; ebenso wird die Gestalt des Schamanen vielfach mit der des heiligen Narren verglichen.

von den sibirischen Völkern auf die Medizinleute und HeilerInnen aller naturnahen Völker, und später auch auf die modernen städtischen Bemühungen um eine erweiterte, ins Psychische und Geistige reichende Heilweise und um naturbezogene Selbsterfahrungen.[62] Damit löste er sich aus dem Zusammenhang mit Stammeskulturen und von der Heilweise unter Einbeziehung der ganzen Gemeinschaft, wie dies unter modernen städtischen Umständen nicht mehr möglich ist. Nur in diesem moderneren Sinne des Wortes können wir im Zusammenhang mit der Homöopathie von „Schamanismus“ sprechen. Wir meinen damit eine Form des Heilens, die mittels eines direkten und bewussten Kontaktes zu einer geistigen Sphäre wirkt und die körperlich-seelische Ganzheit der PatientInnen wiederherzustellen versucht. Ferner gelten in diesem sehr erweiterten Sinne als „SchamanInnen“ diejenigen Heilenden, die einen engen Bezug zur Natur und ihren Wesen haben und die auf der Basis ihrer eigenen Erfahrungen zu heilen und zu wirken verstehen – „aus dem Bauch heraus“ wie man sagt.

Eine Schwierigkeit des modernen städtischen Schamanismus besteht darin, dass es im abendländischen Kulturkreis keine Tradition mehr gibt, innerhalb derer sich die persönlichen Eigenschaften erwerben und die Fertigkeiten erlernen ließen, die SchamanInnen ausmachen. Die meisten, die sich heute so nennen, sind entweder Autodidakten oder haben bei anderen Kulturkreisen (meist den nordamerikanischen Indianern) gelernt. Meist wirkt ihre Tätigkeit auf europäische DurchschnittsbürgerInnen (sofern sie überhaupt davon hören) so fremd und exotisch, dass die modernen SchamanInnen letztlich nur innerhalb eines sehr kleinen Milieus tätig sein können. Ein typischer Zug dessen, was wir heute als „Neo-Schamanismus“ bezeichnen, ist der Einsatz der Trommel, mit Hilfe derer ein mehr oder weniger tiefer Trancezustand erreicht werden kann, um mit den Hilfswesen der Geisteswelt in Kontakt zu kommen. Oftmals wird den Hilfesuchenden beigebracht, selbst ihr „Krafttier“ oder ihren „Schutzgeist“ (das schamanische Pendant zum Schutzengel) zu finden und mit ihnen eine Kommunikation aufzubauen. Beim modernen schamanischen Heilen spielt auch der direkte Umgang mit der Lebensenergie und der Aura eine Rolle. Und die Begegnung mit Bäumen oder anderen Naturwesen wird als Quelle energetischer Heilung aufgesucht.

Gegenüber der Schulmedizin wirkt am schamanischen Heilen vieles kreativ und unvorhersagbar. Das persönliche Element ist im Heilungsprozess wichtiger und das Vorgehen weniger an einer Systematik als an den momentanen Erfordernissen orientiert. Das setzt bei den SchamanInnen selbst besondere Eigenschaften voraus: Sie müssen lernen, die Vorstellung einer eindeutigen Wirklichkeit aufzugeben und sich zwischen verschiedenen Daseinsebenen zu bewegen. Was das für Menschen anderer Kulturen bedeutet, ist uns natürlich schwer nachvollziehbar. Wir finden aber immer wieder Berichte von Angehörigen unserer Kultur, die aufgrund besonderer Umstände in eine schamanische Tradition eingeweiht worden sind. Sehr plastisch wird dies in den ersten Büchern von Carlos Castaneda berichtet.[63] Castaneda muss lernen, seine verengte Wahrnehmung und seine erlernte Wirklichkeit zu überschreiten, um die Fäden der Wirklichkeit neu zu spinnen. Er lernt den Zusammenhang allen Seins zwischen Individuum und Gemeinschaft, zwischen Gemeinschaft und umgebender Natur, zwischen Mensch und Kosmos, zwischen der sichtbaren und der unsichtbaren Seite der Welt (Bewusstsein und Unbewusstes würden wir etwas verkürzt sagen), zwischen Lebenden und Toten, zwischen Menschen, Tieren und Geistern, zwischen Vergangenheit, Gegenwart und Zukunft. Das macht aus ihm einen anderen Menschen mit besonderen Möglichkeiten.

In der homöopathischen Ausbildung ist dieser schamanische Prozess nicht so drastisch und tiefgreifend. Dennoch erleben viele, die in einer mechanistischen Richtung ausgebildet worden sind, dass sie erst dann einen richtigen Zugang zur Homöopathie bekommen und sinnvoll damit arbeiten können, wenn sie sehr grundlegende, neue Annahmen über die Wirklichkeit zulassen. Eine homöopathische Ausbildung ist mehr als das Erlernen von Sachverhalten.

Ein erstaunlich großer Teil heutiger HomöopathInnen erzählt, dass eine eigene schwere Erkrankung oder die naher Verwandter oder eine andere Art persönlicher Krise den Ausschlag gegeben haben, sich diesem Weg der Heilung zuzuwenden. Wenn wir den sehr verschiedenen kulturellen Kontext in Rechnung stellen, können wir sagen, dass die heutigen homöopathischen „Medizinfrauen und –männer“ ebenso wie die Schamanen durch persönliche

Initiationserlebnisse ihre Berufung finden. Durch Erlebnisse, die sich durchaus so anfühlen können, als würde man in Stücke gerissen und neu zusammengesetzt, als sei man in eine Art Unterwelt eingetaucht und mit einer neuen Reife aus ihr zurückgekehrt.

Geister und Arzneimittel

Es waren aber nicht diese allgemeinen Zusammenhänge die mich darauf brachten, nach Parallelen dem Schamanismus zu suchen, sondern die Art des Umgangs mit den homöopathischen Arzneimitteln. Eine wesentliche Grundidee der Homöopathie ist es, sowohl die Krankheit als auch das Heilmittel zu individualisieren, also immer vom einzelnen Menschen auszugehen. Im Praxisalltag setzen aber die meisten homöopathisch arbeitenden KollegInnen nicht hunderte oder tausende Mittel ein, sondern arbeiten überwiegend mit einer gewissen Gruppe von häufigen Mitteln, den Polychresten.

Unter den sogenannten „Polychresten", das heißt so viel wie Viel-Heiler, versteht man Arzneimittel, die für jeweils sehr unterschiedliche Zustände und häufig eingesetzt werden. Dazu gehören Mittel wie Sulfur, Nux vomica, Sepia, Phosphor, Lycopodium, Calcarea carbonica. Von jedem dieser Mittel finden wir in der Materia medica mehrere tausende Symptome. Man kann aus Erfahrung sagen, dass etwa zwei Drittel der Behandlungen einer Normalpraxis mit etwa sechzig bis achtzig dieser Polychreste bestritten werden. Für die übrigen Fälle werden andere, seltenere Mittel gesucht.

Es fällt auf der Basis der üblichen homöopathischen Theorie schwer, dieses Phänomen zu erklären. Zunächst liegt die einfache Erklärung auf der Hand, dass diese Verordnungspraxis auf der Faulheit der Behandelnden beruht, die sich nicht die Mühe machen, über den Tellerrand ihrer wohlbekannten Mittel hinauszuschauen und die Behandlungen wirklich zu individualisieren, wie die homöopathische Theorie das fordert. In manchen Fällen mag diese Erklärung ausreichen. Seit etwa zwanzig Jahren gibt es aber intensive Bemühungen, die Forderung des Individualisierens ernst zu nehmen, die eingeschränkte Verordnungspraxis zu erweitern und die vielen hundert potentiellen „kleineren“ Mittel einzubeziehen. Und von vielen Homöopathie-Gruppen in aller Welt wurden neue Arzneimittel intensiv geprüft, die dann für die betreffenden Gruppen zu ihren neuen „Polychresten“ wurden. Bei allem Bemühen um eine wirksame Erweiterung des Arzneischatzes scheint dennoch eine gewisse Regel bestehen zu bleiben, dass sich in der Alltags-Praxis eine Gruppe von ein paar Dutzend Mitteln herausschält, die am häufigsten eingesetzt werden. Diese Mittel können bei verschiedenen HomöopathInnen durchaus sehr verschiedene sein, was der Vorstellung widerspricht, dass bestimmte Polychreste an sich über Eigenschaften verfügen, die sie zur Heilung eines großen Teiles der kranken Menschen objektiv geeigneter machen als andere, sogenannte „kleine“ Mittel.

Bekannt ist darüber hinaus das Phänomen, dass ein Patient, der fünf HomöopathInnen aufsucht, dabei wahrscheinlich fünf verschiedene Mittel verordnet bekommt, obwohl alle fünf Homöopathen eine ähnliche Ausbildung haben und während der Konsultation in den gleichen Symptomenverzeichnissen und Büchern nachlesen. Und dies, ohne dass vier dieser Verordnungen als Fehlverordnungen gelten müssten. In einem Kontext, der auf Wissenschaftlichkeit, Kausalität und Reproduzierbarkeit setzt, sind diese Beispiele verdächtig und weisen auf eine „unseriöse“ Methode oder auf den ohnehin vermuteten Placebo-Effekt hin. Wie könnte es sonst sein, dass derselbe Patient für dieselben Magenschmerzen von verschiedenen Behandlern verschiedene Arzneien bekommt, die obendrein auch alle wirksam sein sollen?

Einmal abgesehen davon, dass Sie bei allen etwas komplizierteren Fällen auch von fünf Schulmedizinern fünf verschiedene Diagnosen hören würden, ohne dass deswegen jemand die ganze Wissenschaft in Frage stellt, liegt die Sache im Falle der Homöopathie vermutlich noch anders und erscheint in klarerem Licht, wenn wir den Vergleich mit dem Schamanismus aufgreifen: Eine Schamanin, ein Schamane lernen bei ihrer Initiation und in der darauf folgenden Lehrzeit eine Reihe von Geistwesen kennen, die ihnen mehr oder weniger nahe stehen und vertraut sind. Diese Geistwesen sind die wesentlichen Helferkräfte beim Heilen und Durchführen magischer Rituale. So hat ein Schamane häufig einen persönlichen Schutzgeist und mehr oder weniger – und danach bemisst sich die Kraft dieses Schamanen – viele Hilfsgeister, die ihm bekannt und hilfreich sind.

„Zwischen dem Schamanen und seinen ‚Geistern' stellt sich ein ‚Vertrautheits'-Verhältnis ein. Man nennt sie übrigens in der ethnologischen Literatur *spiritus familiaris*, Hilfsgeister oder Schutzgeister. Doch ist gut zu unterscheiden zwischen eigentlichen *spiritus familiaris* und einer anderen, stärkeren Kategorie von Geistern, die man Schutzherren nennt, und diese wieder sind von göttlichen und halbgöttlichen Wesen zu trennen, welche die Schamanen bei ihren Sitzungen anrufen. Ein Schamane ist ein Mensch, der konkrete unmittelbare Beziehungen zu der Welt der Götter und Geister hat."[64]

„Wie wir gesehen haben, muss sich ein Eskimo-Schamane nach seiner Erleuchtung ganz allein seine Hilfsgeister besorgen. Im allgemeinen sind es Tiere in Menschengestalt; sie kommen aus freiem Willen, wenn der Lehrling sich würdig zeigt. Fuchs, Eule, Bär, Hund, Haifisch und alle Arten von Berggeistern sind mächtige und wirksame Helfer. Bei den Alaska-Eskimos ist der Schamane um so stärker, je mehr Hilfsgeister er hat. (...) Daraus können wir schließen, dass die Schutzgeister und mythischen Hilfstiere nicht ein charakteristisches und ausschließliches Merkmal des Schamanismus sind. Diese schirmenden und helfenden Geister lassen sich fast überall im ganzen Kosmos gewinnen und sind einem jedem Individuum erreichbar, wenn es sich nur gewissen Proben unterziehen will."[65]

Zwar werden HomöopathInnen nicht „initiiert", aber dennoch sind die ersten Lern- und Assistenzzeiten und Lehrpersonen für lange Zeit prägend. In dieser Zeit der homöopathischen Lehre, beziehungsweise Ausbildung entstehen innere Bilder von bestimmten Arzneimitteln, Krankheitszuständen und Behandlungsstrategien. Diese werden später verfeinert und korrigiert, und es ergibt sich eine Gruppe von homöopathischen „Geistern" (Arzneimitteln), zu denen ein Behandler eine Affinität entwickelt und mit denen er oder sie am wirksamsten arbeiten kann. Oft gehören zu diesen Mitteln die selbst „geprüften" und selbst erlebten, wie Hahnemann in seinen Überlegungen zum homöopathischen Selbstversuch (s. Kasten) hervorhebt. Ferner gibt es dann eine größere Menge von homöopathischen „Hilfsgeistern", die sogenannten „kleinen Mittel“, die seltener und in speziellen Fällen zum Einsatz kommen.

Phatak sagt in seiner bekannten homöopathischen Materia medica: „Arzneimittel sollten unsere Freunde werden. Man kann einen Freund daran erkennen, wie er an der Tür klingelt, klopft oder die Tür öffnet, wie er auf der Treppe geht, und so weiter. Auf ähnliche Weise sollten wir unsere Mittel erkennen können, auch wenn wir nur einen Teil von ihnen sehen.“[66] Richtig gut wird ein homöopathischer Behandler dann, wenn diese Ebene des Verstehens, dieses direkte Gespür für ein Heilmittel erreicht wird, wenn man über das Denken in Schubladen, Rubriken (der Symptomenverzeichnisse) und Schlüsselsymptomen hinaus kommt. Nur wenigen TherapeutInnen gelingt es bei vielen Mitteln – und das Spektrum der therapeutischen Möglichkeiten hängt wie bei den Schamanen vom Umfang dieser Art der Mittelkenntnis ab, sie schon am „Schritt auf der Treppe“ zu erkennen.

Diesem Verständnis der homöopathischen Arzneien als geistiger Wesenheiten, die im Umfeld eines Therapeuten wirken können, der sie kennt und mit ihnen „befreundet“ ist, entspricht auch die oft gemachte Erfahrung, dass ein homöopathischer Heilungsprozess schon ab dem Augenblick beginnt, in welchem dem Behandler die passende Mittelidee gekommen ist, in welchem „der Fall verstanden“ wurde, das heißt die persönliche Leidensgeschichte dieses Menschen wieder Anschluss an einen größeren Verstehens- und Lebenszusammenhang gefunden hat.

Zusammenfassend kann man sagen, dass sowohl SchamanInnen als auch HomöopathInnen am besten mit den Geistern/Arzneimitteln arbeiten, die sie persönlich gut kennen, die sie in ihrer persönlichen Ausbildung haben wirken sehen, die sie an sich selbst erfahren haben, und deren Wesenheit sie oft schon an Kleinigkeiten erkennen können, an Stimmungen oder an Symptomen, die niemand sonst bemerken würde.

Aus dem „Organon" über den Selbstversuch

Es gibt den Satz, dass ein Schamane nur diejenigen Krankheiten heilen könne, die er selbst gehabt habe, beziehungsweise mit denjenigen Geistern arbeiten, die er an sich selbst kennengelernt hat. Hahnemann kommt diesem Verständnis der Verbindung von Selbsterfahrung und Heilfähigkeit sehr nahe, wenn er in seinem Hauptwerk erklärt:
„Kein echter Arzt kann sich fortan von solchen Versuchen, vorzüglich an sich selbst, ausschließen, um diese Kenntnis der Arzneien, die am notwendigsten zum Heilbehufe gehört, zu erlangen, ..." (Organon, § 119) „Doch bleiben diejenigen Prüfungen der reinen Wirkungen einfacher Arzneien in Veränderung des menschlichen Befindens und der künstlichen Krankheitszustände und Symptome, welche sie im gesunden Menschen erzeugen können, welche der gesunde, vorurteillose, gewissenhafte, feinfühlige Arzt an sich selbst mit aller ihn hier gelehrten Vorsicht und Behutsamkeit anstellt, die vorzüglichsten. Er weiß am gewissesten, was er an sich selbst wahrgenommen hat. – Fußnote dazu: Auch haben diese Selbstversuche für ihn noch andere, unersetzliche Vorteile. Zuerst wird ihm dadurch die große Wahrheit, dass das Arzneiliche aller Arzneien, worauf ihre Heilungskraft beruht, in jenen, von den selbstgeprüften Arzneien erlittenen Befindens-Veränderungen und den an sich selbst mittels derselben erfahrenen Krankheits-Zuständen liege, zur unleugbaren Tatsache. Ferner wird er durch solche merkwürdige Beobachtungen an sich selbst, teils zum Verständnis seiner eignen Empfindungen, seiner Denk- und Gemütsart (dem Grundwesen aller wahren Weisheit: gnothi seauton [erkenne dich selbst]) teils aber, was keinem Arzte fehlen darf, zum Beobachter gebildet. Alle unsere Beobachtungen an andern haben das Anziehende bei weitem nicht, als die an uns selbst angestellten. Immer muss der Beobachter andrer befürchten, der die Arznei Versuchende habe, was er sagt, nicht so deutlich gefühlt, oder seine Gefühle nicht mit dem genau passenden Ausdrucke angegeben und bezeichnet. Immer bleibt er im Zweifel, ob er nicht wenigstens zum Teil getäuscht werde. Dieses nie ganz hinwegzuräumende Hindernis der Wahrheits-Erkenntnis bei Erkundigung der von Arzneien bei andern entstandnen künstlichen Krankheits-Symptome, fällt bei Selbstversuchen gänzlich weg. Der

Selbstversucher weiß es selbst, er weiß es gewiß, was er gefühlt hat, und jeder solche Selbstversuch ist für ihn ein neuer Antrieb zur Erforschung der Kräfte mehrer Arzneien. Und so übt er sich mehr und mehr in der, für den Arzt so wichtigen Beobachtungskunst, wenn er sich selbst, als das Gewissere, ihn nicht Täuschende, zu beobachten fortfährt und um desto eifriger wird er es tun, da ihn diese Selbstversuche die Kenntnis der zum Heilen meist noch mangelnden Werkzeuge nach ihrem wahren Werte und ihrer wahren Bedeutung versprechen, und ihn nicht täuschen. Er wähne auch nicht, dass solche kleine Erkrankungen beim Einnehmen zu prüfender Arzneien überhaupt seiner Gesundheit nachteilig wären. Die Erfahrung lehrt im Gegenteile, dass der Organismus des Prüfenden, durch die mehren Angriffe auf das gesunde Befinden nur desto geübter wird in Zurücktreibung alles seinem Körper Feindlichen von der Außenwelt her, und aller künstlichen und natürlichen, krankhaften Schädlichkeiten, auch abgehärteter gegen alles Nachteilige mittels so gemäßigter Selbstversuche mit Arzneien. Seine Gesundheit wird unveränderlicher; er wird robuster, wie alle Erfahrung lehrt." (Organon, § 141)
Parallel dazu eine Aussage aus dem Standardwerk von Eliade über die schamanische Berufung: „Dass diese Krankheiten fast immer in einer Beziehung mit der Berufung zum Medizinmann erscheinen, hat nichts Überraschendes an sich. Wie der Kranke, so ist auch der religiöse Mensch auf eine Lebensebene geworfen, welche ihm die fundamentalen Gegebenheiten der menschlichen Existenz enthüllt, ihre Einsamkeit, ihre Unsicherheit und die Feindseligkeit der sie umgebenden Welt. Doch der primitive Zauberer, der Medizinmann und der Schamane ist nicht einfach ein Kranker; er ist vor allem ein Kranker, der sich selber geheilt hat. (...), dass die Auswählung des Schamanen sich durch eine ziemlich schwere Krankheit kundgibt, welche im Allgemeinen mit der geschlechtlichen Reife zusammenfällt. Doch zuletzt genest der künftige Schamane mit Hilfe eben der Geister, die in der Folge seine Schutz- und Hilfsgeister sein werden." (Eliade, S.37-38)

„Was fehlt uns denn?“ – Heilung durch Anteilnahme

Diese als typisch geltende ärztliche Frage ist, wenn man sie in den richtigen Zusammenhang bringt, nicht so lächerlich, wie sie zunächst klingt: Zum einen weist ein Leiden oder eine Störung immer auf etwas hin, was am Ganzen, am Heilsein noch fehlt. Dass mir als Krankem etwas *fehlt,* trifft die Sache in der Tiefe viel besser als die Vorstellung, dass ich etwas *habe*, etwa einen „Erreger“ oder eine „Krankheit“.
Zum anderen fehlt immer *uns allen* etwas, wenn einem Mitglied der Lebensgemeinschaft auf diesem Planeten etwas fehlt. Der moderne Individualismus, der mir vorgaukelt, ich könne gesund sein, wenn du krank bist, ist eine große Illusion. Heilungszeremonien aller Völker beziehen mindestens die Großfamilie, oft den ganzen Stamm mit ein. In der Tat: Es fehlt immer *uns* etwas.

Diesen Zusammenhang sieht die Homöopathie ebenso wie alle traditionellen Völker. Die homöopathische Heilkunst beruht – wie ihr Name sagt – geradezu darauf, dass PatientIn und BehandlerIn in einen Gleichklang kommen, dass sie ihren je unterschiedlichen Anteil an einem ähnlichen Leiden haben.

Es sieht nur oberflächlich wie ein Widerspruch aus, wenn gerade die Homöopathie auf der einen Seite mehr individualisieren will als jede andere Medizin, wenn sie jedes Leiden als etwas zum Lebensweg dieses ganz besonderen Einzelmenschen Gehöriges betrachtet, und wenn sie andererseits mit ihrer therapeutischen Haltung gerade das Gemeinschaftliche betont. Sie kehrt damit die in der Schulmedizin gängige Polarität an beiden Enden um und greift auf eine Weisheit zurück, die die Menschheit in dieser Hinsicht schon immer getragen hat. Wo sich bei genauem Hinsehen leicht das Besondere und Individuelle beobachten ließe, verallgemeinert die Schulmedizin die Form des Leidens zur „Krankheit“. Auf der anderen Seite vereinzelt sie die kranken Menschen und sortiert sie als reparaturbedürftig aus der Gemeinschaft der Funktionierenden aus. Die ganzheitliche Medizin hingegen lässt den kranken Menschen in der Gemeinschaft, ja gibt ihm sogar besondere Aufmerksamkeit als Träger von Symptomen, die uns alle angehen. Und sie beobachtet sehr genau und möglichst ohne grobe Schemata die individuellen Eigenheiten dieses Krankseins.

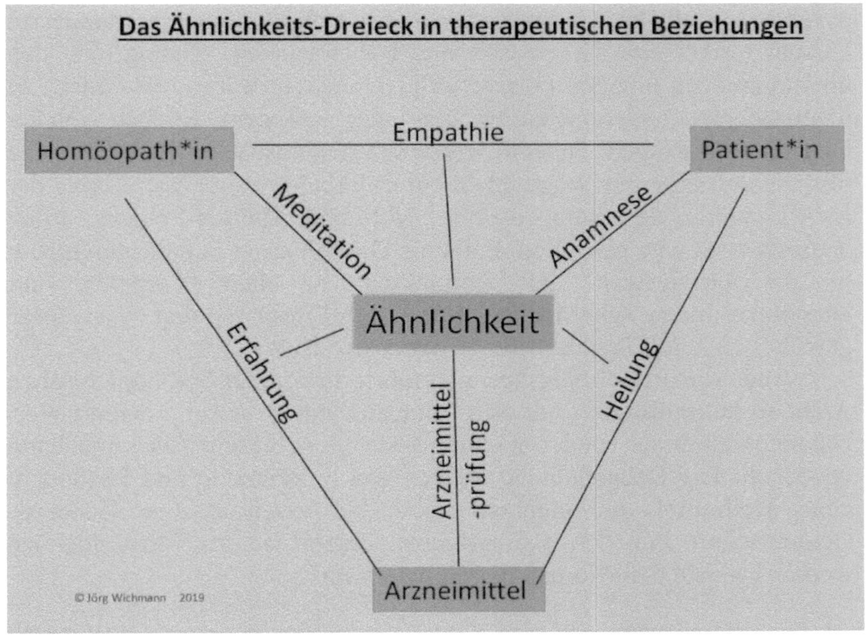

Über diese Grundhaltung hinaus wird in der modernen Homöopathie die enge Verbindung von Menschen auch diagnostisch genutzt. Das aus der Psychoanalyse bekannte und in den modernen psychologischen Therapien angewendete Prinzip von Übertragung und Gegenübertragung hat auch Einzug in die Homöopathie gehalten und sich hier bewährt. Unter Übertragung wird verstanden, dass die Patienten innere Bilder und Gefühle auf ihren Therapeuten projizieren (übertragen) und an seiner Person erleben. In der Gegenübertragung erlebt der Therapeut an sich selbst unbewusst gebliebene Inhalte des Patienten. Je nach Sensibilität der Behandelnden bestehen diese in Stimmungen, Gefühlen oder konkreten Körpersymptomen des Patienten. Übertragungen und Gegenübertragungen treten grundsätzlich in allen therapeutischen Prozessen auf, werden aber nicht immer bewusst wahrgenommen und bleiben in vielen Therapieansätzen unberücksichtigt. Es gehört zu jeder guten therapeutischen Ausbildung, sich solche Vorgänge bewusst machen und die übernommenen psychischen Inhalte, Gefühle oder Bilder, von den eigenen trennen zu können. Einerseits ist es für die Behandelnden wichtig, zu den übernommenen Inhalten Distanz zu gewinnen, sich also nicht damit zu identifizieren; andererseits ergeben sich aus dem Erleben solcher Gegenübertragungen äußerst wertvolle diagnostische Hinweise, die oftmals auf anderem Wege gar nicht zu erlangen sind. Der Name der *Homöo*-pathie, des therapeutischen Mit- und Ähnlich-Leidens, erhält dadurch noch eine besondere Prägung. Die Reise der Schamanen hinein in die Geisteswelt der Erkrankten ist dem Vorgehen der HomöopathInnen sehr ähnlich – mit der Einschränkung, dass diese gewöhnlich keine Trancezustände dabei erreichen.

Auch die schon mehrfach angeführte Praxis der homöopathischen Arzneimittelprüfungen an den Behandelnden selbst, deren Wert Hahnemann immer wieder betonte, lässt sich in diesem Zusammenhang verstehen: Die Behandelnden erleben das Individuelle und Besondere eines Heilmittels am eigenen Leibe und treten in eine Erlebens-Gemeinschaft mit den PatientInnen, indem sie zu Mit-Leidenden werden (gemäß dem Namen der *Homöo-pathie*).

Schweige und höre,
neige deines Herzens Ohr,
suche den Frieden.

Benedikt von Nursia (480-547)

Schamanische Aspekte der Homöopathie

Sehen wir uns ein paar weitere Parallelen zwischen Homöopathie und Schamanismus an.

Zunächst besteht eine grundlegende Übereinstimmung im Krankheitsverständnis: „Wenn der Schamane zu einem Kranken gerufen wird, bemüht er sich zuerst die Ursache der Krankheit zu entdecken. Man unterscheidet zwei Haupttypen von Krankheiten: Solche, die vom Eindringen eines pathogenen Gegenstandes, und solche, die vom „Verlust der Seele" herrühren. In ihrer Behandlung unterscheiden sich die beiden wesentlich. Im ersten Fall handelt es sich darum, das Agens, welches das Übel bewirkt, auszutreiben. Im zweiten, die flüchtige Seele des Kranken zu finden und wieder in ihn einzufügen. Im letzteren Fall kommt nur der Schamane in Betracht, denn nur er kann die Seelen sehen und fangen. In Gemeinschaften, wo es außer dem Schamanen noch medicine-men und Heilkundige gibt, können diese wohl gewisse Krankheiten behandeln, aber der ‚Verlust der Seele' bleibt immer den Schamanen reserviert."[67]

Eine gleichartige Unterscheidung von Krankheitsursachen findet sich auch in der Homöopathie: die von außen durch eine klare „*causa*" herbeigeführten Leiden und die sogenannten „Verstimmungen der Lebenskraft". Natürlich hat die Homöopathie ein anderes Bild vom „Eindringen eines pathogenen (=krankmachenden) Gegenstandes" als der Schamanismus. Als akute Krankheiten gelten ihr solche, die durch einen Auslöser, „*causa*", bedingt sind und von allein ausheilen können, falls sie nicht zum Tode führen. Eine chronische Krankheit hingegen heilt nicht von selbst aus und hat einen stärkeren Bezug zur Biografie des Kranken. Diese chronische Verstimmung der Lebenskraft entspricht dem „Seelenverlust" im Schamanismus. Auch in der homöopathischen Behandlung wird mit den akut ausgelösten Krankheitszuständen anders umgegangen wie mit dem „Seelenverlust". Akutzustände werde – je nachdem wie bedrohlich sie sind – dem Selbstheilungvermögen des Körpers überlassen, chirurgisch versorgt, mit Hausmitteln gelindert oder durch ein homöopathisches Akutmittel behoben. Allein der chronischen Verstimmung der Lebenskraft widmet sich die ganze individualisierende homöopathische Heilkunst.

Jeremy Sherr über Schamanismus und Homöopathie

Einer der wenigen modernen Homöopathen, die sich der inneren Verbindung der Homöopathie mit dem Schamanismus sehr bewusst sind, ist Jeremy Sherr. In einem Interview[68] sagt er über diesen Zusammenhang zwischen Homöopathie und Schamanismus: „Schamanismus ist eine Form der Heilkunst, ein Sammelbegriff für die Heilkünste. Er beruht auf Erfahrung, der persönlichen Erfahrung des Eintauchens in die dunklere Seite unserer selbst, um uns mit der Natur zu verbinden, unsere lichte Seite mit unserer dunklen, unser Bewusstsein mit unserem Unbewussten, und um die große Kluft zwischen dem Männlichen und dem Weiblichen zu heilen.

„Der Schamanismus setzt alle möglichen Tricks dazu ein. Jede Reise ist möglich, sofern es eine persönliche ist. Es ist wie die Heldenreise, die des Entdeckers tieferer Bereiche der Mystik und der Natur. Der Welt der Potenzen und der Phantasie, der Drogen und der Erfahrung, des Heilens und des Unbewussten. Homöopathie ist moderner Schamanismus.

„Frage: Sie haben einmal gesagt, Arzneimittelprüfungen seien Schamanismus?

„Die Arzneimittelprüfungen stellen die schamanische Seite der Homöopathie dar, obschon es auch andere Seiten gibt, wie etwa die Meditation einer Fallaufnahme. In Prüfungen aber tauchen wir in die Natur ein, da machst du einen Trip auf die andere Seite. Die andere Seite der Natur, aber auch die andere Seite von dir selbst, eine Seite von dir, die du in der Alltagserfahrung nie kennenlernen wirst. Und darüber hinaus machen wir das bewusst als eine Gruppe, die gemeinsam gewachsen ist, was die Erfahrung noch kraftvoller macht. Wir machen einen kollektiven Trip in einen Aspekt des Selbst und des Universums [gemeint ist das Arzneimittel], der vielleicht niemals zuvor in der Menschheitsgeschichte berührt worden ist.“

Des weiteren lässt sich im Vergleich zwischen Schamanismus und Homöopathie das Einhalten bestimmter Tabus bei der schamanischen Heilung (Speise- und Berührungstabus) mit dem strikten Meiden bestimmter „Antidote“ (Kaffee, Minze, ätherische Öle) in der homöopathischen Behandlung in Beziehung setzen. Die Benennung dieser bestimmten Antidote, die die Wirkung homöopathischer Mittel stören sollen, ist in vieler Hinsicht unlogisch und inkonsequent[69], erinnert aber stark an die Hervorhebung eines Heilungsprozesses durch Belegung mit Tabus. Konsequenterweise finden wir auch bei denjenigen HomöopathInnen eine weniger strikte Einhaltung der Antidot-„Tabus“, die sich weniger am „Ritual“ der homöopathischen Verschreibung orientieren, sondern eher einen psychologischen oder spirituellen Ansatz verfolgen, das heißt mehr Wert auf die Bewusstmachung des jeweiligen Prozesses legen.

Über diese Ähnlichkeiten hinaus, die eher in den Konzepten liegen, gibt es eine Reihe Parallelen in der praktischen Ausübung. Wenn wir die Wirkung eines Medikamentes betrachten, dann gehen wir üblicherweise davon aus, dass dieses von einem Menschen eingenommen werden muss und dann in seinem Körper zu wirken beginnt. Eine solche Vorstellung beschreibt aber das Wesen eines homöopathischen Arzneimittels nur unzureichend. Schon in der Herstellungsweise und in der Art der Verordnung ist das homöopathische Arzneimittel mit einem chemisch wirkenden Medikament nicht zu vergleichen. Erfahrungen in homöopathischen Arzneimittelprüfungen und in der Praxis zeigen, dass die Begegnung mit dem Wesen einer Arznei keineswegs auf den Vorgang der stofflichen Einnahme (und schon diese ist ja keine stoffliche mehr) beschränkt ist. Hahnemann hat PatientInnen an der Arznei nur riechen lassen, um Kontakt dazu herzustellen und eine Wirkung zu erzielen. Viele homöopathische Arzneimittelprüfungen werden heute als sogenannte „Kopfkissenprüfungen“ durchgeführt, indem die Prüfenden sich ein Tütchen mit entsprechenden Globuli für eine oder mehrere Nächte unter das Kopfkissen legen.

Einen weiteren Aspekt der Überschreitung von stofflicher Wirkung und Vorstellung in der Arzneimittelverordnung mag eine kleine Begebenheit aus der Praxis illustrieren, die mir von einer Kollegin berichtet wurde: Eine Mutter rief sie aus dem Spanienurlaub an, viele Kilometer von der nächsten Apotheke und mehrere Tage Wartezeit vom nächsten homöopathischen Mittel entfernt. Ihr zweijähriges Kind hatte heftigen Durchfall mit großem Flüssigkeitsverlust und wurde zusehends schwächer. Die Behandlerin kam zu dem Schluss, dass das Kind ein bestimmtes homöopathisches Mittel (Podophyllum) erhalten müsste. Dieses Mittel war aber nicht am Ort des Geschehens und nicht zu beschaffen. Die Behandlerin verordnete eines der Mittel, die die Mutter mitgenommen hatte, doch ohne Wirkung. Zwei Stunden später verordnete sie ein zweites Mittel, das zwar häufig bei Durchfällen eingesetzt wird (Nux vomica, die Brechnuss), zum Zustand des Kindes aber nur mäßig gut passte. Doch es war das einzige unter den mitgenommenen Mitteln, das noch in Frage kam, blieb aber ohne Wirkung. Da das Kind schwächer wurde und homöopathisch klar war, dass es Podophyllum brauchte, griff die Behandlerin zu einem „Trick“, von dem sie wusste, dass manche Kollegen ihn in solchen Notfällen anwenden: Sie ließ die Mutter „Podophyllum C 30“ auf einen Zettel schreiben, ein Glas Wasser auf diesen Zettel stellen und zehn Minuten warten. Das Kind bekam schlückchenweise von dem Wasser, bis der Zustand sich besserte. Die Besserung trat rasch ein, und nach einem Tag war das Kind fast gesund.[70]

Die Geschichte würde Kritikern dazu dienen, die Homöopathie beziehungsweise die Behandlerin zu disqualifizieren, verdeutlicht aber die angesprochenen Zusammenhänge. Erstens sehen wir, dass die Wirkung nicht auf Suggestion beruhen konnte, denn diese hätte sich nach dem ersten, mit voller Überzeugung gegebenen Mittel auswirken müssen, nicht erst nach dem letzten, mit großer Skepsis und wenig verbliebener Hoffnung verabreichten. Und zweitens ist offenbar die Begegnung mit dem Arzneiwesen Podophyllum nicht an die Globuli gebunden, sondern auf rein geistigem Wege herstellbar. Die stoffliche Form des verabreichten Arzneimittels, und sei es in der nur noch zeichenhaften Stofflichkeit der Hochpotenzglobuli, lässt sich in der Praxis also ganz überschreiten.

Auch im Erleben derer, die ein Mittel einnehmen oder eine Arzneimittelprüfung durchführen, findet solche Überschreitung der alltäglichen Grenzen von Individualität und Wahrnehmung statt. Einige Homöopathen mit reicher Prüfungserfahrung stellen den Begriff der

„Arzneimittelprüfung“ in Frage, weil dieser zu sehr an die klinisch chemische Arzneimittelprüfung der Schulmedizin erinnert: „Wir nennen es absichtlich eine Arzneimittelbegegnung und nicht eine Prüfung, weil wir dem Wesen der Arznei begegnen und dies in uns nicht nur Symptome (Krankes) sichtbar macht, sondern uns auch an Sicht- und Verhaltensweisen, Erfahrungen, Erlebnisse und „Zufälle“ heranführt, denen wir vorher nicht oder nur sehr rudimentär begegnet sind.“[71] Eine typische Erfahrung bei homöopathischen Arzneimittelprüfungen, die in Seminargruppen durchgeführt werden, ist, dass nicht nur die Einnehmenden dem Mittel begegnen, d.h. entsprechende Träume haben oder Symptome an sich erleben, sondern dass sich dies auch auf andere SeminarteilnehmerInnen erstreckt. Selbst PartnerInnen zu Hause können Mittelwirkungen erleben. Es drängt sich das Bild einer feldartigen Wirkung auf, die an verschiedensten Stellen eine Resonanz erzeugt. Diese „Resonanzphänomene“ scheinen weder Grenzen zwischen Individuen noch zwischen Innen- und Außenwelt zu kennen. Denn Mittelwirkungen finden offenbar nicht nur am Körper, im Gefühl oder den Träumen der Prüfenden, sondern auch in der Außenwelt statt. In der Prüfung des Arzneimittels Neon[72] berichtet eine Prüferin, die die Prüfsubstanz nicht kannte, dass sie am Tage der Mitteleinnahme eine kaputte Neonröhre vor ihrem Haus fand, die jemand über Nacht dort hingeworfen hatte, um sich ihrer zu entledigen.

C.G.Jung hat für solche Erlebnisse den Begriff der *Synchronizität* geprägt und meint damit eine sinnvolle Gleichzeitigkeit von ursächlich nicht miteinander zusammenhängenden Ereignissen. Er konnte solche „Synchronizitäten“ vielfach in therapeutischen oder anderen intensiv mit Bedeutung aufgeladenen Situationen beobachten. Für naturwissenschaftlich Denkende ist so etwas bloß ein „Zufall“ und gehört nicht ins System der erklärbaren oder erklärungsbedürftigen Wirklichkeit; für ein ganzheitliches Weltbild sind diese analog sinnvollen Ereigniszusammenhänge natürlicher Bestandteil der Wahrnehmung und der Erwartung an die Welt. Sie gehören zu den Grundregeln des Daseins, von deren Eintreten wir ausgehen können, wie es für Naturwissenschaftler selbstverständlich ist, dass ein Stein immer nach unten fällt.[73]

Ein anderes plastisches Beispiel für synchrone oder analoge Ereignisse ist eine Arzneimittelprüfung in einer größeren Gruppe im

Laufe eines einwöchigen Homöopathie-Seminares: Geprüft wurde Chininum sulfuricum, eine bislang nur wenig bekannte Arzneisubstanz. Unter den Prüfenden traten mehrere auffallende Träume auf, die von Unfällen im Lebensmittelbereich handelten: Ein Teilnehmer etwa träumte von einem Küchenbrand bei MacDonalds. Bei drei Teilnehmenden, die das Mittel nicht eingenommen hatten, kam es zu einem seltsamen Vorfall in ihrem Appartement: In ihrem Kühlschrank verschmorte ein Kabel, so dass sämtliche darin gelagerten Lebensmittel verseucht waren und weggeworfen werden mussten. Dieser Vorfall bekam seinen Sinn und Zusammenhang erst bei der abschließenden Gruppenbesprechung durch die ähnlichen Träume der anderen.

Schon seit ihren Anfängen kennt die Homöopathie die unmittelbare Übertragung von Lebensenergie. Zu Hahnemanns Zeiten sprach man von Mesmerismus oder Magnetisieren. Er schreibt 1842: „Wenn man gelernt haben wird, richtig mit dem Zoomagnetisieren/Mesmerisieren zu verfahren, um die beabsichtigten Wirkungen beim Kranken hervorzuheben, so wird die Verbindung beider, die der homöopathischen Behandlung mit gehörig dynamisierter wohlgewählter Arznei in angemessener Gabe, mit zweckmäßiger zoomagnetischer Behandlung des Kranken zusammen erst die möglich vollkommenste Art, kranke Menschen herzustellen, bilden, was wir jedoch erst nach Verfluss vieler Jahre zu erwarten haben."[74] Da Hahnemann sehr wohl den Placebo-Effekt kannte und auch bewusst einsetzte[75], können wir sicher sein, dass er den Mesmerismus, das heißt die Übertragung von Lebenskraft durch Handauflegen oder Streichungen mit den Händen, nicht in suggestivem Sinne verstanden hat, sondern als eine direkte, nicht-materielle Beeinflussung des menschlichen Organismus durch einen Therapeuten. Die Verwendung des Mesmerismus hat sich innerhalb der Homöopathie weitgehend verloren, als man sie an mechanistische Prinzipien anzugleichen suchte. In verschiedenen Formen der Geistheilung, Handauflegen, Reiki und ähnlichen Therapien lebt der alte mesmerische Heilmagnetismus fort.

Explizit stellt sich Hahnemann in die Tradition des spirituellen Heilens, wenn er in den „Homöopathischen Erinnerungen" schreibt: „Echt homöopathische Heilung ist ein wahrer Kultus, eine heilige Handlung, in welcher der gute Homöopathiker die Stelle der schaffenden Gottheit vertritt, um das durch Krankheit verdorbene Menschen-Geschöpf wieder neu umzubilden,....“ [76] Dieses „neu Umbilden“ ist ein durch und durch schamanisches Konzept, das es in keiner herkömmlichen Medizin Europas gibt. Da wir sicher sein können, dass zu Hahnemanns Zeiten begrifflich noch nicht bekannt war, was wir heute als schamanisch bezeichnen, ist es um so verblüffender, wie genau er das Wesen der Tradition erspüren und benennen konnte, in welche er seine Medizin stellte.

Wir leben in einer modernen Welt, in welcher wir vermuten, etwas wie „Schamanismus“ und „Magie“ an exotischen äußeren Formen erkennen zu können. Jemand, der oder die studiert hat, vor einem Computer sitzt und nach der Behandlung eine gewöhnliche Abrechnung schickt, passt nicht ins Schema des Schamanischen. Wenn wir uns von der äußeren Form lösen und versuchen, übereinstimmende Muster hinter den zeitbedingten Gewohnheiten zu entdecken, dann finden wir zu eine große Nähe dieser Heilweisen.

Deshalb möchte ich noch einmal zusammenfassen, welche Übereinstimmungen zwischen der schamanischen und der homöopathischen Heilweise auffallen und wo die Unterschiede liegen.

Schamanisches und homöopathisches Heilen

Selbsterfahrung

- dass ihr heilkundliches Handeln in Erfahrung und Beobachtung gründet, und zwar in Ausbildung wie auch in Ausübung des Heilens
- dass die Heilenden stets eigene Erfahrungen mit den Heilmitteln machen
- dass sie Symptome am eigenen Leibe oder an der eigenen Seele erleben

Verhältnis zu Kranken

- dass sie mit den PatientInnen mit“reisen“ in deren Geisteswelt / für HomöopathInnen heißt das „ähnlich werden“
- dass sie sich gegenüber den Kranken nicht als außenstehende Experten fühlen sondern als Mitleidende
- dass sie neben konkreten Kenntnissen über Zusammenhänge im Körper und über Heilmittel auch ihre Intuition und ihre Gefühle einsetzen

- Homöopathie und Schamanismus individualisieren die Krankheit, während der Patient in der Gemeinschaft bleibt; wohingegen die Allopathie den Patienten isoliert und die Krankheit verallgemeinert

Verhältnis zu Heilmitteln

- der persönliche Weg, Arzneimittel auszuwählen, die umso besser wirken, je besser wir sie kennen / was ähnlich ist wie der Umstand, dass der Schamane seine Geister kennen muss
- dass sie eine innige und teilweise persönliche Beziehung zu ihren Heilmitteln haben und diese weniger als Dinge denn als Wesen betrachten
- dass ihre Vorstellung von Krankheit und Heilmittel eine nicht-materielle ist

Weltbild

- dass sie ein ganzheitliches Bild des Menschen und der Natur haben und nicht zwischen Körper und Seele spalten
- ein Geist verliert seine Macht, wenn man seinen Namen kennt und das angemessene Ritual durchführt / eine Krankheit wird durch die Benennung des Arzneimittels und die Anwendung seiner immateriellen Information geheilt (d. h., durch eine Potenz, die höher ist als die Avogadro'sche Zahl)
- dass das Heilen für sie seinen Sinn nur einem größeren spirituellen Lebenszusammenhang findet

Unterschiede liegen darin,

- dass SchamanInnen meist aus einem dem Alltag gegenüber veränderten Bewusstseinszustand heraus heilen und HomöopathInnen nicht,
- dass das Selbst(miss)verständnis der modernen HomöopathInnen überwiegend naturwissenschaftlich ist,
- dass die Homöopathie dem äußeren Anschein nach eine medikamentöse Therapieform ist (wenn man von Hahnemanns Begeisterung für das Handauflegen absieht).

Aufgrund der hier angesprochenen Erkenntnisse über das Wesen der homöopathischen Heilung habe ich mich im Laufe der Zeit gezwungen gesehen, die Vorstellung von einer theoretisch eindeutigen, rational lehrbaren und letztlich formalisierbaren homöopathischen Arbeit, wie sie von vielen namhaften VertreterInnen versucht wird, aufzugeben. Das hier entstandene Bild des Homöopathen als eines Magiers oder Schamanen, der seine Geister zum Wohle der Kranken ausschickt und sich dazu nicht nur einen Stapel Bücher einprägen, sondern tiefgreifende Veränderungen seiner psychischen Struktur ermöglichen muss, sieht völlig anders aus. Ich nehme an, dass sich ein großer Teil meiner KollegInnen nicht in diesem Bild wiedererkennen werden – zu unähnlich ist nämlich die äußere Form, die sich die homöopathische Arbeit in den letzten beiden Jahrhunderten gegeben hat. Stets hat sie versucht, sich an wissenschaftlicher Genauigkeit zu orientieren, eine gewissenhafte Objektivität ihres Handelns zu erreichen und der Maxime größtmöglicher Rationalität zu genügen. Das Selbstbild aller gut ausgebildeten BehandlerInnen ist durch diese Tradition tief geprägt. Doch wenn ich mir und anderen HomöopathInnen über die Schulter schaue und darauf achte, wie letztlich die Entscheidungen über die Wahl des Mittel, über die Potenz, die Dauer des Wartens und so weiter gefällt werden, dann erweist die behauptete Rationalität sich als eine scheinbare. Es gibt nämlich keinen wirklich logischen Weg, die wichtigen von den unwichtigen Symptomen in der Anamnese zu unterscheiden, den PatientInnen die richtigen Fragen zu stellen, nicht einmal aus der fertigen Fallanalyse die richtigen Mittel im Repertorium zu finden. Scherzhaft sagen wir manchmal: Eine gut gewählte Repertoriumsrubrik ist eine solche, in der das richtige Mittel steht! Doch genau dieser Satz trifft es.

Die HomöopathInnen der Vergangenheit, die im Umfeld einer engen mechanistischen Weltanschauung bestehen mussten, und die meisten heutigen BehandlerInnen aufgrund ihrer wissenschaftlichen Sozialisation brauchen diese Scheinrationalität, um ihr Handeln vor sich und anderen rechtfertigen zu können. Aber sie brauchen das „Schamanische", ihre Intuition und das Vertrauen auf die Magie der Arzneimittel, um wirksam heilen zu können. So erscheint die Homöopathie als eine Form persönlich geprägter Magie, die als solche nur begrenzt lehrbar ist. Jede und jeder muss sich selbst einen Weg suchen und „die eigenen Geister" finden. Die systematisierten Erfahrungen der anderen und der Einfluss von guten LehrerInnen sind dabei unerlässliche Richtschnur und geben der Arbeit ein solides

Fundament. Aber es hatte wohl seinen Grund, dass Hahnemann sein zentrales Werk von „Organon der rationellen Heilkunde“ später in „Organon der Heil*kunst*“ umbenannte.

Bei all diesen magisch erscheinenden Seiten der Homöopathie, die sie mit Alchemie, Schamanismus und Esoterik in den Rahmen einer ganz anderen Weltsicht stellt, gibt es einen wesentlichen Unterschied, der bleibt: SchamanInnen begeben sich mit ihrem eigenen Bewusstsein absichtlich und kontrolliert aus dem Bereich der gewöhnlichen Welt heraus, um heilen zu können, während HomöopathInnen (in der Tradition der Alchemisten) nur ihre Arzneien durch Potenzieren aus dem Bereich der Materie heraus befördern.

Es mag wünschenswert erscheinen, die Bewusstseinsmöglichkeiten homöopathischer TherapeutInnen in schamanischer Richtung zu erweitern, um ihrer Arbeit mehr Genauigkeit zu geben. Ist es doch heute so, dass kaum jemand die Wirkung eines Mittels auf die Lebenskraft unmittelbar wahrnehmen kann. Sie muss vielmehr aus den Empfindungen und Schilderungen des Patienten erschlossen werden. Hahnemann hat sich zwar mehrfach und deutlich gegen alle „übersinnlichen Spekulationen“ und für die ausschließliche Verwendung der vorurteilsfreien Wahrnehmung ausgesprochen. Aber gerade diese Haltung spricht dafür, das vorurteilsfreie *Wahrnehmungs*vermögen der Behandelnden soweit als möglich auszudehnen. Es gehörte zu Hahnemanns Zeit nicht zum Denkbaren – oder zumindest nicht zum Diskutierbaren –, dass die menschliche Wahrnehmung sich auch auf die Lebenskraft selbst erstrecken könnte. Heute wissen wir aus vielfältigen Erfahrungen und aus Zeugnissen anderer Kulturen, dass solche Wahrnehmungen durchaus möglich sind. Innerhalb einer Kultur, in der es für die Erlebnisse schamanischer Reisen und „übersinnlicher“ Wahrnehmungen keine brauchbaren Begriffe und keine tradierte Struktur zu ihrer Verarbeitung und Bewertung gibt, ist es ein langer Weg dahin, der von Missverständnissen und Irrtümern gesäumt sein wird. Aber ich bin überzeugt, dass wir ihn begehen und für andere begehbar machen werden.

> *„Echt homöopathische Heilung ist ein wahrer Kultus, eine heilige Handlung, in welcher der gute Homöopathiker die Stelle der schaffenden Gottheit vertritt, um das durch Krankheit verdorbene Menschen-Geschöpf wieder neu umzubilden,....“*
>
> *(Samuel Hahnemann)*[77]

Homöopathie und der spirituelle Weg

Mit diesen Überlegungen kommen wir zum letzten Thema dieses Kapitels: Homöopathie ist ein Weg, in die Ganzheit des Lebens zurückzufinden, ein Weg, den Therapierende und Therapierte zusammen beschreiten und nur gemeinsam gehen können. Damit stellt die Homöopathie sich – wie alle anderen ganzheitlichen Heilverfahren – in einen Zusammenhang, den wir heute als einen spirituellen bezeichnen würden.

Die Einsicht, dass alles Leben eins ist, dass alles Teil eines einzigen Kraftfeldes, eines Geistes ist, bildet eine wichtige Voraussetzung für das Verstehen der Homöopathie (wie auch des Schamanismus und der Alchemie), ist gleichzeitig aber auch die der homöopathischen Tätigkeit innewohnende Botschaft. Individualität, die einzelne Krankheit, das Leiden allein, sind nur flüchtige Illusionen. Der Name Homöopathie weist bereits darauf hin: Heilung tritt ein, wenn möglichst Ähnliches sich begegnet, im Patienten, im Behandler, in der Krankheit, im Arzneimittel, wenn sich resonante Schwingungen zu einem Gesamtklang verbinden. Damit findet, symbolisch wie tatsächlich, die Wiedereingliederung des einzelnen Leides in den Gesamtzusammenhang, in die Ganzheit des Lebens statt. Krankheit, Kranke, Behandelnde und Arzneimittel treten in der wiedergefundenen Ähnlichkeit gemeinsam wieder in die Einheit ein, aus welcher sie herausgefallen waren. Hier begegnen sich Heilung und Heil.

Homöopathie verweist als medizinische Methode auf eine andere Art, das Leben zu betrachten. „Eigentlich hat Hahnemann das Ähnlichkeitsgesetz zwar für die Homöopathie formuliert, aber es gibt viele Bereiche im Leben, wo es ebenso wirksam ist. Der für uns wichtigste Bereich liegt in der Begegnung mit dem Patienten. Um diese Ähnlichkeit auch in den feineren Schattierungen wahrnehmen zu können, ist es notwendig, einen Sinn zu entwickeln, den wir den Ähnlichkeitssinn nennen möchten," sagen zwei erfahrene Homöopathen[78] in diesem Sinne. Was in der homöopathischen Behandlung im Einzelnen wirksam werden soll, muss im größeren Lebenszusammenhang erfahren und belebt werden, sonst bleibt die Methode tot und leer. Es geht nicht darum, eine Heilmethode zu einer Weltanschauung zu überhöhen. Die Homöopathie kann aber nur im Rahmen einer solchen sie tragenden Weltanschauung in ihren vollen Möglichkeiten wirksam werden.

Dieser Betrachtungsweise stehen die Psychotherapien, besonders die tiefenpsychologischen und die systemischen, am nächsten. Auch sie bemühen sich, den Menschen wieder in einen größeren Lebenszusammenhang zurückzubringen, je nach Schule in den des größeren Unbewussten oder den der sozialen Gemeinschaft. Gemeinsam ist ihnen, dass das Individuum geheilt wird, indem seine zu engen Grenzen auf ein Größeres hin erweitert werden. Bei erkrankten Kindern ist es die Familie, die sich auf den Weg machen muss, damit eine tiefere Heilung möglich ist. Zuerst muss die kränkende Energie wieder dorthin zurück, woher sie gekommen ist, nämlich meist zum Elternpaar. Durch diese Perspektive fühlen sich viele erst einmal bedroht, mit ihren Schuldgefühlen konfrontiert. Aber die Verantwortung für das Ganze hat nichts mit Schuldzuweisungen zu tun. Es kann auch für die Eltern gewinnbringend sein, wieder ein Paar mit Problemen statt Eltern mit einem problematischen Kind zu sein. Homöopathisch kann das so aussehen, dass ein Kind nicht unbedingt dasjenige Arzneimittel bekommt, das seinem individuellen Krankheitszustand am ähnlichsten ist, sondern eines, das die Spannung der ganzen Familie beschreibt. Dadurch ergeben sich wieder neue Lösungsmöglichkeiten für alle Beteiligten.

Trotz dieser Ähnlichkeit mit dem systemischen Denkansatz der Psychotherapie und der Tiefenpsychologie geht die Homöopathie doch weit darüber hinaus, indem sie nicht nur kleine soziale Zusammenhänge einbezieht, sondern auch die Ganzheit mit der Natur herstellt. Es ist ein gleichzeitiges In-Beziehung-Treten von Menschen und heilenden Wesen aus den Naturreichen. Soviel die Psychotherapie zur Überwindung sozialer Grenzen beitragen mag, manifestiert sie in ihrem Ansatz doch eine grundlegende Spaltung unserer Kultur, die zu weiterer Fortsetzung unserer kollektiven Probleme führt. Der

Kulturhistoriker Roszak analysiert: „Obwohl Freuds desolate und von tiefer Verzweiflung geprägte Vision des Lebens in der professionellen Literatur selten diskutiert wird, geht ihr Gespenst in den Hauptströmungen des psychologischen Denkens immer noch um. Es ist eine Art negative Präsenz, nie erwähnt, aber im Hintergrund immer anwesend: Die Vision eines Kosmos, der so unmenschlich, so fremd ist, dass er nicht ins Bewusstsein hineingenommen werden kann. Dass die moderne Psychotherapie für die Trennung von der Natur in ihrer Gesamtheit entschied und sich den Leiden der Seele nur innerhalb eines rein persönlichen oder sozialen Bezugsrahmens widmet, hängt damit zusammen, dass Freuds mutiger Versuch, eine menschlich akzeptable Verbindung zwischen der inneren und der äußeren Welt herzustellen, fehlschlug.“[79]

Die Homöopathie geht einen entscheidenden Schritt weiter und ist damit in ihren Heilungsmöglichkeiten umfassender. Sie baut nicht nur auf die Beziehung zwischen Menschen, sondern bezieht die Ganzheit des Lebens ein. Die Welt der Homöopathie ist nicht nur eine soziale, städtische, nicht nur eine Welt der Vorlesesäle und Therapieräume. Die vielfältigen Wesen das Natur sind zu Hunderten mit dabei, und wir müssen uns auf sie einlassen, um Heilung, Gesundheit und letztlich Heil zu finden.

Somit kann die Homöopathie einen Weg oder eine Hilfe zu einer größeren Gesundheit bieten. Die Arbeit mit den hier geschilderten Gesetzmäßigkeiten und den homöopathischen Mitteln lässt sich einsetzen, um einen spirituellen Entwicklungsweg zu begleiten. Hahnemann deutet dies selbst an, wenn er über die Auswirkungen spricht, die das langjährige Durchführen immer neuer Arzneimittelprüfungen hat, oder wenn er vom „Umbilden“ der ganzen menschlichen Persönlichkeit durch Homöopathie spricht. Offenbar hatte er mehr im Sinn als das bessere Funktionieren im Alltag. Homöopathie kann für die TherapeutInnen einen spirituellen Weg darstellen, wie dies im Grunde das Erlernen einer jeden ganzheitlichen Therapieform sein müsste. Und sie kann dies denjenigen PatientInnen bieten, die sich von einer Therapie mehr versprechen als die Wiederherstellung ihrer körperlichen Funktionen.

In der Homöopathie besteht dieser Weg darin, sich auf verschiedene Art und Weise – durch Arzneimittelprüfungen,

Verreibungen, Meditationen oder auch den direkten Kontakt – mit unterschiedlichsten Substanzen unserer Erde in Beziehung zu setzen und Kontakt zu ihnen herzustellen. Auch dies ein Weg, der dem ursprünglich schamanischen sehr ähnlich ist.

Es gibt wohl kaum Menschen, die über so viele völlig unterschiedliche Stoffe, ihre Geschichte, kulturelle Bedeutung, medizinischen, biologischen oder chemischen Eigenschaften so gut Bescheid wissen wie HomöopathInnen, die ihre Arbeit ernst nehmen. Aber nicht dieses Wissen an sich sondern der Weg dahin ist es, was die Homöopathie über eine Heilmethode hinaus zu einem Weg der inneren Veränderung und Reifung machen kann. Ein faszinierender Weg, der nicht nur in die Tiefe der eigenen Seele, sondern auch in die geistigen Tiefen der Welt um uns herum führt, der uns mit uns selbst, mit einander und mit der Welt tiefer verbindet.

„Unter Berücksichtigung der historischen Entwicklung der Heilkunde fällt es allerdings schwer, die erst vor verhältnismäßig kurzer Zeit entstandene Schulmedizin als Ausgangspunkt und die übrige Heilkunde als ihre Ergänzung zu sehen." (Bruno Rösch[80])

Selbstbewusst anders – Die Homöopathie in der modernen Gesellschaft

Einstein soll sinngemäß einmal gesagt haben, man könne die Lösung eines Problems nicht von den gleichen Konzepten erwarten, die zu seiner Entstehung geführt haben. Diese Einsicht können wir nicht nur auf die Schulmedizin anwenden, sondern auf das ganze Weltbild, dessen Ausläufer sie ist. In der Krise der Moderne, die sich in den ökologischen, sozialen und geistigen Krisen der letzten Jahrzehnte niederschlägt, melden ein ganzes Weltbild und die auf ihm beruhende soziale, wirtschaftliche und politische Kultur ihren Bankrott an.

Diese Krisen werden von den Menschen unseres Kulturkreises sehr unterschiedlich bewertet, da es vielen vordergründig recht gut geht und ein weit verbreiteter Wohlstand über viele „Nebenwirkungen" unseres Lebensstiles hinwegsehen lässt. Unsere Gesundheit ist aber unbestechlich und spiegelt sowohl im steten Anstieg chronischer Krankheiten und besonders psychischer Leiden wie auch in der Krise des öffentlichen Gesundheitswesens, dass für unsere Lebensweise ein immer höherer Preis zu zahlen ist. Hier wird die Krise den meisten Menschen deutlich bewusst – besonders wenn sie selbst krank werden. Mangels einer verbindlichen spirituellen Haltung ist die Gesundheit in unserer westlichen Gesellschaft zum höchsten Wert des persönlichen Lebens aufgestiegen, wie alle Umfragen zeigen. Auf der Bühne der Gesundheitspolitik werden deshalb heftige ideologische und Machtkämpfe ausgetragen. Obwohl weite Teile der Bevölkerung sich sanfte und ganzheitliche Heilverfahren wünschen, begünstigen die politisch Verantwortlichen ausschließlich die technisierte und chemische Medizin.

Angesichts der vielfältigen Nebenwirkungen und Gefahren, die von der modernen Medizin ausgehen, lässt sich leicht verstehen, dass viele Menschen nach echten Alternativen suchen. Eine solche grundlegende Alternative bietet die Homöopathie. Wie andere ganzheitliche Heilmethoden ist sie nicht eine sanfte Ergänzung zu den etablierten Behandlungsweisen, sondern ein voll wirksames alternatives Heilsystem in sich. Sie hat ihre eigenen Methoden und Ziele und ist der Schulmedizin ebenbürtig. Ganzheitliche Verfahren und Schulmedizin stehen aber auf einem gänzlich verschiedenen weltanschaulichen Boden und widersprechen sich in ihren Vorgehensweisen stark.

In einem freiheitlichen Staat wäre zu erwarten, dass wir als mündige BürgerInnen das Recht haben, unsere Weltanschauung, unsere Wissenschaft, die Art unserer Lebensgestaltung und auch unsere medizinische Behandlung selbst auszuwählen, ohne von bestimmten Ideologien bevormundet zu werden. Tatsächlich ist es aber so, dass die ganzheitlichen Heilweisen sich vor Vertretern der Schulmedizin rechtfertigen und die Wirksamkeit ihrer Verfahren anhand von mechanistischen Maßstäben beweisen müssen, die dafür völlig ungeeignet sind. Stillschweigend wird dabei vorausgesetzt, dass die etablierte Schulwissenschaft als Ideologie allgemeingültig sei, objektiv und für alle BürgerInnen als Maßstab gültig. Mag sein, dass es in Mitteleuropa über einige Jahrzehnte einen solchen Konsens gab, doch ist dieser im Laufe der achtziger und neunziger Jahre verschwunden. Unsere Gesellschaft ist pluralistisch geworden in dem Sinne, dass eine Vielfalt an Überzeugungen, Glaubens- und Lebensformen nebeneinander existieren dürfen. Nur in der Medizin gibt es eine alles beherrschende Ideologie, die vom Staat gestützt wird. Es wurde jedoch im Laufe dieses Buches deutlich, dass das schulmedizinische Weltbild nur eines unter mehreren möglichen ist, dass auch andere Weltbilder mit ihren medizinischen und wissenschaftlichen Methoden in sich schlüssig sind und auf einen großen Schatz an Erfahrungen zurückgreifen können. Warum sollten sich die alten und bewährten ganzheitlichen Formen der Medizin von der recht jungen und erst in wenigen Generationen erprobten Schulmedizin beurteilen lassen und ihre Vorherrschaft akzeptieren?

Eine Frage der Toleranz

Manche wundert es, warum sich in Gesprächen zwischen VertreterInnen der Schulmedizin und der Alternativmedizin eine derart tiefe Kluft, bis zur Feindseligkeit auftut. Ließe es sich nicht trefflich *neben*einander existieren und zum Wohle der Menschheit zusammenwirken? Bei diesem frommen Wunsch wird vergessen, dass Schulmedizin und ganzheitliche Medizin nicht nur zwei Methoden bilden, die auch koexistieren könnten. Vielmehr handelt es sich um eine Kluft in Weltanschauung, Wissenschaft, Ethik und Menschenbild, wie sie tiefer kaum sein könnte. Die Zielrichtungen dessen, was die jeweiligen Disziplinen anstreben, sind in vieler Hinsicht sogar gegeneinander gerichtet. Unter „Heilung“ verstehen die einen das Verschwinden von unliebsamen, sinnlosen und sogar gefährlichen Symptomen, während die anderen mit „Heilung“ die Aufnahme der Symptome in eine größere Lebensganzheit, um ihr Verstehen und ihre Auflösung durch Annahme meinen. Über einen solchen ideologischen Graben hinweg ist schon bloße Verständigung eine mühsame Aufgabe. Zudem wird die Kommunikation durch ein objektives Machtgefälle erschwert, da die Schulmedizin staatlich und rechtlich bevorzugt wird. – Zu dieser oft fehlgehenden Verständigung möchte das vorliegende Buch einen Beitrag leisten, der aber zunächst nur in einer möglichst ehrlichen Klärung der Positionen bestehen kann.

Die Forderung nach einer besseren Verständigung, nach Toleranz lässt sich leicht aufstellen, stellt bei näherem Hinschauen aber einen unglaublich hohen Anspruch dar. In der Entwicklung einer persönlichen Weltanschauung können wir grob drei Stufen unterscheiden, die jedes Individuum für sich selbst erringen muss. Die erste Ebene des Verstehens bildet die naive Übernahme der Tradition. Alle Menschen lernen über Eltern und Schule eine bestimmte Sicht der Welt kennen, die sie sich aneignen müssen, bevor eine Weiterentwicklung daraus möglich ist. Vielen reicht diese Stufe aus, sie bleiben in der erlernten Tradition, die ihnen ausreichendes Werkzeug liefert, um in der Welt zurecht zu kommen und ihre Erfahrungen einzuordnen. Hat sich die Weltsicht einmal bewährt und stabilisiert, werden sie erheblichen Widerstand dagegen leisten, die Grundstruktur ihrer Wirklichkeit in Frage stellen zu lassen. Diese Haltung ist natürlich und notwendig. Alle Menschen verhalten sich zunächst so, sonst könnte es keine in sich konsistente Kultur geben.

Manche Menschen stoßen allerdings auf unüberwindbare Widersprüche in der traditionellen Welterklärung oder machen Erfahrungen, die dazu im Widerspruch stehen – etwa in Begegnungen mit anderen Kulturen[81] oder in persönlichen Krisen. Sie rebellieren gegen das Althergebrachte, fühlen sich von der Tradition betrogen und von einem ganzen Bereich der Wirklichkeit ausgeschlossen. Die neu entstehende Weltanschauung orientiert sich zunächst an der Ablehnung der alten, und manche Menschen entwickeln sogar einen Drang, die anderen zu widerlegen. Schließlich wird die neue Weltanschauung stabil und ebenso verteidigt, wie zuvor die alte. Auch dies ist eine natürliche und notwendige Entwicklung, die wir an einzelnen Personen ebenso wie bei ganzen Subkulturen und geschichtlich an Kulturen beobachten können, so wie beispielsweise im Umgang der Aufklärungsepoche mit dem Christentum.

Die dritte Stufe des Verstehens ist die Einsicht in die Berechtigung aller geistigen Richtungen und die Toleranz für sie. Wenn man es ernst meint, ist die Toleranz am schwierigsten und nur durch heftige innere Krisen zu erreichen. Unsere lockere Toleranz beruht oft nur darauf, alles nicht recht ernst zu nehmen und nicht richtig nachzudenken. Für einen wirklich überzeugten Schulmediziner, der sich den grundlegenden Fragen aussetzt, kann es nicht leicht sein, die Homöopathie zu tolerieren. Aus seiner Sicht *muss* es so aussehen, dass homöopathische Behandler ihre Patienten betrügen, weil sie eindeutig und nachweisbar unwirksame Medikamente geben. Zuckerkügelchen *können* nach seinem Weltbild nicht wirken; und er muss überzeugt sein, dass auch seine homöopathischen KollegInnen dies wissen – schließlich sind sie wie er naturwissenschaftlich ausgebildet worden. Wenn er seine eigene Theorie und Erfahrung von der Welt, nach der er täglich arbeitet, ernst nimmt, kann es zu diesen Erkenntnissen keine „Alternativen" geben. Zuzugeben, dass Homöopathie wirken *könnte*, bedeutet, die Grundlagen der eigenen Arbeit und seine innersten Überzeugungen zu erschüttern.[82]

Die innere Einsicht, dass es verschiedene Weltanschauungen geben kann, die nicht nur oberflächlich oder abstrakt philosophisch, sondern bis in die Lebenspraxis, ja, bis in die Wahrnehmung hinein die Welt anders *sehen*, anders ordnen – die geradezu in einer anderen Art von Wirklichkeit leben –, diese Einsicht ist nicht leicht zu erlangen und oft noch viel schwerer zu ertragen. Wer einem alternativen Weg folgt, sollte für diese psychologische Tatsache bei anderen Menschen Verständnis aufbringen. Jemand, der selbstbewusst und selbstverständlich etwas völlig Anderes tut, ist schwerer auszuhalten als ein ideologischer Gegner innerhalb des eigenen Systems. Und es sind diejenigen, die es ernst meinen, die sich wehren *müssen*. Die Oberflächlichen und Ignoranten werden sich nicht in Frage gestellt fühlen, weil sie die Anfrage nicht einmal verstehen und als solche erkennen können. Ihre Ignoranz verwechselt man leicht mit Toleranz.

Das Verhältnis von Weltanschauungen ist ähnlich wie das verschiedener Völker: Wurde ein Volk lange Zeit von einem anderen unterdrückt und durfte die eigene Kultur nicht entfalten, dann gibt es in diesem Volk immer solche, die gern so wären wie die mächtigeren Unterdrücker und die sich anzupassen suchen. Und es gibt die Radikalen, die die Unterdrücker abschaffen wollen, sich rächen und selbst zu Unterdrückern werden. Der Weg zu einem friedlichen Nebeneinander führt aber über beide Wege nicht, sondern setzt echte Gleichberechtigung voraus. Eine freundliche und friedliche Partnerschaft ist erst möglich, wenn das bislang unterdrückte Volk in Ruhe und Freiheit seine eigene Kultur und seine eigenen Werte und Lebensweisen entfalten und weiterentwickeln kann und darin Stabilität gewonnen hat. Dann erst kann man wieder aufeinander zugehen und entdecken, welche Stärken und welche Schwächen der jeweils andere hat, wie man sich ergänzen und wie man zusammenleben kann. – Das wird für die heute vorherrschenden Schulwissenschaften und die alternativen Weltbilder noch ein Stück Weg sein, der aber auf beiden Seiten schon begonnen wurde. Auf naturwissenschaftlicher Seite haben Relativitätstheorie und noch mehr die Quantentheorie so schwere weltanschauliche Erschütterungen bewirkt, dass nichts mehr so ist wie früher und dass vieles für möglich gehalten wird.

Doch wie auch immer sich das ideologische Binnenverhältnis des mechanistischen und des ganzheitlichen Weltbildes entwickeln werden, so ist in jedem Falle von einem säkularen, pluralistischen und demokratischen Rechtsstaat zu erwarten, dass er Neutralität bewahrt und alle Weltanschauungen gleich behandelt.

Genau wie im Aufeinanderprallen von Christentum, Islam und Atheismus gilt, dass auch die sehr überzeugten VertreterInnen der jeweiligen Gruppierungen es aushalten müssen, dass neben ihnen andere Menschen ein ganz anderes Bild der Welt haben und auch danach leben wollen und dürfen. So muss auch in anderen weltanschaulichen Konflikten sich der Staat heraus halten und das Recht aller Menschen garantieren, „nach ihrer Façon selig zu werden".

Toleranz als Charakterzug kann nur mühsam entwickelt und erarbeitet werden. Aber Toleranz als rechtsstaatliches Prinzip muss eingefordert werden und die Grundlage unserer Politik und Rechtsprechung sein.

Zwei Weltanschauungen und zwei medizinische Wege	
Holistisches Weltbild - Welt als geordnete Ganzheit - Kosmos - Universum aus sinnvollen Bezügen - analoge und kausale Strukturen - Leben als eigenständiges Phänomen (Vitalismus) - Erkenntnis durch Beobachten und Einfühlung - intuitiv – synthetisch - unterschiedliche Bewusstseinsebenen - Verstehen mit dem Ziel der Weisheit - spirituell	Naturwissenschaftlich-mechanistisches Weltbild - Welt als Zufallsprodukt aus Atomen, Energien und physikal. Gesetzen - Chaos - Universum aus zufälligen Kausalitäten - nur kausale Strukturen - Leben als Folge chemisch-physikalischer Zusammenhänge - Erkenntnis durch Messen und Berechnen - analytisch - nur Alltagsbewusstsein gültig - Information mit dem Ziel der Beherrschung - agnostisch
Homöopathie und ganzheitliche Heilweisen - ich bin krank - der/die Kranke als Ausgangspunkt - Erreger besiedeln krankes Gewebe - Kranksein als Weg - Symptom als nützlicher Wegweiser - subjektive Symptome sind wichtiger - Grundstimmung Vertrauen - Medizin reguliert - Kranksein und Tod als Teil des Lebenszyklus - Heilende als BegleiterInnen - Mensch und Natur heilen - Körper, Seele, Geist sind Teile einer Einheit	„Schulmedizin“ (Allopathie) - ich habe eine Krankheit - die Krankheit als Ausgangspunkt - Erreger machen krank - Krankheit als Fehlentwicklung - Symptom als Gefahr oder Ärgernis - objektive Symptome sind wichtiger - Grundstimmung Angst - Medizin bekämpft und greift ein - Krankheit und Tod als Feinde - Heilende als Experten - Technik und Chemie heilen - Körper und Psyche sind getrennte Größen

Eine Frage der Ethik

Besonders strapaziert wird die Toleranz für andere Ansätze natürlich in Fragen der Ethik, wenn es um Entscheidungen für konkretes gesellschaftliches Handeln geht.

Die mechanistische Naturwissenschaft ist mehr als eine Erkenntnismethode. Sie ist auch eine Sache der Mentalität, beziehungsweise prägt sie eine solche und hängt derart mit vielen anderen gesellschaftlichen Prozessen untrennbar zusammen: Die Wiederholbarkeit der Experimente (Forderung nach Reproduzierbarkeit) entspricht der Wiederholbarkeit von Waren (Fließband statt individueller handwerklicher Kunst) und ermöglicht diese und führt konsequent zum wiederholbaren Menschen (gentechnisches Klonen).

Wir müssen die Idee aufgeben, Ethik ließe sich getrennt von der Wissenschaft handhaben. In jeder Erkenntnisweise und Wissenschaft liegt vielmehr eine inhärente Ethik, ob wir es wollen oder nicht. Die der modernen mechanistischen Naturwissenschaft zugrunde liegende Ethik ist die der Macht, der Machbarkeit und der Wiederholbarkeit. Die Erfindung des geklonten, des industriell erzeugten Babys ist keine Fehlentwicklung und kein Missbrauch, sondern eine ebenso in der Sache liegende Entwicklung wie die verheerende Waffentechnik und die Vergiftung alles Organischen. Der Versuch, einen bereits abgelaufenen Erkenntnisprozess nachträglich durch eine gesetzte Ethik einzugrenzen, ist sinnlos und geht am Wesen menschlichen Erkennens und Handelns vorbei. Auch die ökologisch Bewegten irren, wenn sie glauben, wir bräuchten zusätzlich zur modernen Naturwissenschaft eine reifere Ethik. Eine reifere Menschheit würde keine solche Art der Erkenntnissuche betreiben. Die tatsächliche Ethik der heutigen Zeit gehört notwendig zur Naturwissenschaft.

Die alten Wissenschaften waren sich dieser Zusammenhänge viel bewusster und insofern ethisch reifer und reflektierter. Den Alchemisten war stets klar, dass die Ethik, die Frömmigkeit und die Entwicklung der Seele untrennbarer Teil ihrer Suche nach Erkenntnis war, dass ihre Seelenentwicklung wie ein roter Faden ihre Laborarbeit durchzog. Nur die geistig Gereiften erreichten die hohe Kunst des Labors und zeitigten die in jahrzehntelanger Arbeit angestrebten

Ergebnisse. Die Spaltung von Erkennen und Handeln, von Wissenschaft und Moral, von Geist und Hand, von Herz und Werkzeug ist eine Eigenschaft der Moderne, die dadurch überhaupt möglich wurde und auch genau dadurch zu den verheerenden Folgen führte. Für das menschliche Erkennen und Handeln an sich ist diese Spaltung untypisch.

Mit der Setzung einer solchen Spaltung von Erkenntnis und Werten, von handelndem Subjekt und Objekten ist eine erkenntnistheoretische und zugleich ethische Grundentscheidung getroffen, hinter die wir nicht zurück können und die die in ihr liegende Dynamik unabhängig von späteren Bewertungen und Wünschen entfaltet.

Es ist also eine Grundfrage, die lange vor der wissenschaftlichen Methodik zu beantworten ist, ob ich Lebewesen als Maschinen ansehen will, die nicht eigentlich „krank" sein können, sondern nur defekt; oder ob ich sie als lebendige und beseelte Organismen sehe, deren Lebenserscheinungen immer auch als Sprache zu verstehen sind. In dem Moment, in dem ich eine „objektive" Wissenschaft definiere, die alles Seelische und Subjektive außerhalb lässt, habe ich die Frage schon beantwortet.

Bei den weltanschaulichen Grundfragen in der Medizin geht es nicht nur um unterschiedliche Heilsysteme und die Frage, ob ich lieber mittels Spritzen, Nadeln oder Kügelchen gesund werden möchte. Es geht vielmehr um sehr grundlegende Entscheidungen darüber, was ich für gesund und krank halte, an welchen Stellen des Heilungsprozesses ich welche Risiken eingehen will, wie und wann ich dem Tod entgegentrete. Die nun öffentlich gewordene Frage, ob wir wirklich künstlich hergestellte Menschen wollen – und wenn nicht, ob und wie wir es denn noch verhindern könnten, hat überdeutlich gemacht, um was es hier gehen kann und dass zu spät gestellte Fragen eigentlich schon längst beantwortet sind. Das ist im privaten Bereich nicht anders und nicht weniger dramatisch und schicksalhaft. Hierfür ein paar Beispiele:

Jeder Heilungsweg hat seine Risiken, die weniger in der Methode als im Wesen des Krankseins liegen, das uns an die Grenzen von Zerstörung und Tod bringen kann. Die Schulmedizin betrachtet den

Tod und die akute, heftige Krankheit als Feinde, die mit allen Mitteln zu bekämpfen sind. Mittels verfeinerter Diagnostik, Früherkennungsmethoden, Routine-Checks und Medikamenten, die in der Lage sind, akute körperliche Vorgänge schnell und wirksam zu unterbinden, ist es möglich geworden, die Risiken von gefährlichen akuten Krankheiten, von Unfällen oder sich anbahnenden körperlichen Veränderungen wie Tumoren in außerordentlichem Maße zu senken. Dabei werden auch Symptome beseitigt, die wir in ganzheitlicher Sicht als Versuche des Körpers bewerten, selbst eine Heilung herbeizuführen. Das Unterbinden von Fieber ist das beste Beispiel. Zusätzlich werden Zustände chemisch korrigiert, deren Ursache eindeutig in einer verfehlten Lebensweise liegt: Blutdruckprobleme, Störungen des Fettstoffwechsels und der Leber, Diabetes, Herz-Kreislauferkrankungen lassen sich oft durch gesunde Ernährung und ausreichende Bewegung vermeiden oder beheben. Die Schulmedizin fördert damit eine Lebensweise, die den Organismus schwächt und schädigt, und sie verhindert obendrein die Versuche der Selbstregulation, um das Funktionieren im Alltag zu gewährleisten und Schmerzzustände zu meiden. Der Preis dafür ist eine Zunahme chronischer Erkrankungen, die zwar nicht direkt lebensbedrohlich sind, aber zu einem langsamen Siechtum führen, welches sich schulmedizinisch gewöhnlich nicht mehr heilen, sondern nur in gewissen Grenzen lindern lässt.

Impfungen sind ein weiteres Beispiel für den Umgang mit Ängsten und Risiken. Es ist üblich, unsere Kinder gegen möglichst viele akute Krankheiten impfen zu lassen, und es wird gesellschaftlich und juristisch zunehmend Druck auf diejenigen Eltern ausgeübt, die dazu eine andere Einstellung haben. Und es ist ein Milliardengeschäft damit verbunden. Unbestreitbar ist, dass nicht die Impfungen für das Verschwinden der großen Seuchen gesorgt haben, sondern Hygiene, Ernährung und soziale Verbesserungen. Es ist schwer zu klären, ob das Risiko, bei den geimpften Krankheiten bleibende Schäden zu erleiden, wirklich höher ist als bei der entsprechenden Impfung. Und wer medizinisch viel mit Kindern im Impfalter arbeitet, kann beobachten, dass häufig nach Impfungen chronische Krankheiten wie Neurodermitis oder Asthma auftreten. Für die neu eingeführte Hepatitis B –Impfung wurde in Frankreich sogar gerichtlich ein Zusammenhang zu darauf folgenden MS-Erkrankungen bei Jugendlichen nachgewiesen. Generell ist in geimpften Bevölkerungen der Anteil chronischer Krankheiten höher als bei ungeimpften. Das heißt: Bei Impfungen nehmen wir erhebliche chronische Erkrankungen in Kauf für einen bezweifelbaren Gewinn im Bereich der akuten Krankheiten, und die geimpften Kinder haben ein deutlich schwächeres Immunsystem. Dennoch erzeugt es enorme Ängste, umgeimpft herumzulaufen; Ängste, die offenbar auf keiner rationalen Grundlage stehen.

Niemand kann für jemand anderen die Entscheidung treffen, welcher Weg angemessener ist, derjenige heftiger, akuter aber riskanter Krisen mit tieferen Lösungsmöglichkeiten oder derjenige einer gebremsten chronischen Entwicklung. Und nicht immer sind wir bereit, das Risiko einer Krise einzugehen – jedenfalls nicht in Form von Krankheiten. Interessanterweise sind in unserer Gesellschaft, die eine solche Panik vor Krankheitsrisiken hat, fast alle Menschen bedenkenlos bereit, viel größere Risiken mit direkter Todesgefahr auf sich zu nehmen, um eine bequemere Fortbewegung zu haben. – All dies sind keine Sachzwänge, sondern Lebensentscheidungen, die wir täglich treffen und die unseren Alltag bestimmen.

Im Rahmen der schulmedizinischen Behandlungen werden – und das ist völlig unstrittig – jedes Jahr zigtausende Todesfälle allein in Deutschland aufgrund von resistenten Keimen in Kauf genommen und ebenfalls zigtausende aufgrund von Nebenwirkungen der Medikamente. Würden auch nur ein paar Menschen an Akupunktur oder Homöopathie sterben, würde sicherlich ein komplettes Verbot dieser Methoden diskutiert. Zum Glück gab es bisher nicht einen einzigen solchen Fall. Dass die mechanistische Medizin selbst für einige der häufigsten Todesursachen in allen reichen Ländern verantwortlich ist, hat jedoch keine vergleichbare Diskussion hervorgerufen.

Wir können an solchen Beispielen beobachten, dass kollektive ethische Vorentscheidungen unsere Gefühle tiefgreifend beeinflussen. Und es ist sehr schwer, eine Entscheidung für einen selbstbestimmten Weg in der eigenen Krankheit und Gesundheit zu treffen. Zumal dann wenn mit starkem Druck, juristischen Nachteilen und Ängsten zu rechnen ist. Aufklärung über die weltanschaulichen Hintergründe unserer ethischen Entscheidungen zu erlangen, kann zumindest ein erster Schritt in Richtung auf eine echte Selbstbestimmung und Mündigkeit sein.

Die Homöopathie und ihre Gegner, die „Skeptiker“

Solange es die Homöopathie gibt, ist sie auch umstritten. Der Gründer der Methode, Samuel Hahnemann, war nicht der Mensch, der sich überall beliebt machte. Und zu seinen zweifellos zahlreichen Qualitäten gehörte die Toleranz nicht. Er beschimpfte nicht nur seine Gegner, sondern auch seine Anhänger und Freunde, wenn diese ihn kritisierten oder von seinen Ideen abwichen. So etwas hat langfristige Folgen. Die Homöopathie war in der Medizin lange Zeit hindurch umstritten, auch als sie – wie in den USA im 19.Jahrhundert – die etablierte und verbreiteteste Methode war. Dass es die Homöopathie war, die wissenschaftliches Denken in die Medizin eingeführt hat und erstmals die heute selbstverständliche Idee umsetzte, dass eine medizinische Hypothese sich „am Krankenbett“ – wie man damals empirisches Vorgehen umschrieb – zu bewähren habe, geriet nur zu schnell in Vergessenheit.

Nur zur Erinnerung: Zu Hahnemanns Zeiten gab es nichts in der Art der heutigen „Schulmedizin“. Und er war es, der ein paar Dinge einführte, die heute zum Grundbestand guter medizinischer und wissenschaftlicher Praxis gehören: Arzneimittelprüfungen mit genauer Dokumentation der Versuche, Aufwertung klinischer Beobachtungen und Einbeziehung der Sicht und des Erlebens der Patienten, humane Behandlung von Menschen in einem geistigen Krisenzustand. Was für uns heute Standard ist, war Ende des 18. Jahrhunderts völlig neu und zum Teil schwer vorstellbar, geschweige denn durchsetzbar. Hahnemann steht in mehrerlei Hinsicht für den Übergang einer mittelalterlichen Medizin (von der ein Medizinhistoriker einmal sagte, die größte Überlebenschance der Armen dieser Zeit wäre es gewesen, dass sie sich keine Ärzte leisten konnten …) zu der modernen Medizin, wie wir sie heute kennen.

Meistens ging es in den Streits um medizinische Fragen, um Interpretationen von Prinzipien und Beobachtungen von Fallverläufen. Erst nach und nach kam eine Grundsatzkritik an der Homöopathie auf, die sich auf die sehr hohen Verdünnungen bezog und die Wirkung auf den Placebo-Effekt zu reduzieren versuchte. – Die Homöopathie hat zweihundert Jahre lang mit diesen Angriffen und Missverständnissen ganz gut gelebt und weiter zur Heilung der Patienten beigetragen, hat ihre Höhen und ihre Tiefen gehabt.

In letzter Zeit ist jedoch international ein neues Phänomen zu beobachten: Es gibt wohl organisierte Versuche, die Homöopathie als solche zu diskreditieren und insgesamt zu vernichten. Dabei wird geschickt und mit großem finanziellen Aufgebot das ganze Repertoire der medialen Verleumdung bemüht. Die Kampagne zieht von einem Land ins nächste und ist aktuell (2018-19) in Deutschland angelangt, wo bisher aufgrund der traditionell guten Verwurzelung der Natur- und Alternativmedizin in der breiten Bevölkerung noch eine relative Ruhe herrschte. Getragen werden diese Kampagnen von einer Gruppe von fanatischen Gegnern aller alternativen und spirituellen Lebensentwürfe, die sich als „Skeptiker" bezeichnen.

Die folgenden Ausführungen beschäftigen sich zwar auch mit dem Begriff, mehr aber mit den Anführungszeichen, zwischen denen er steht. Was Skeptiker im wirklichen Wortsinne sind, wissen wir oder können es leicht nachschlagen. Der Skeptizismus ist eine philosophische Tradition, die es sich zur Leitschnur gemacht hat, gängige Dogmen und die Lehrsätze des eigenen Weltanschauungsgebäudes in Zweifel zu ziehen. Der Skeptizismus gehört zentral zur Aufklärung, und wir haben ihm die große Freiheit unseres heutigen Denkens zu verdanken. Wahre Philosophie wird immer einen guten Anteil Skepsis in sich tragen müssen, sofern sie sich in der Tradition des sokratischen Denkens und Hinterfragens sieht.

Diejenigen Kritikerorganisationen der Homöopathie aber, die so dreist sind, sich mit dem stolzen Titel der „Skeptiker" zu schmücken, sind das genaue Gegenteil. Sie ziehen nicht die Gedankengebäude des Establishment und ihre eigenen, liebgewonnenen Dogmen in Zweifel, sondern nur die Überzeugungen anderer, die ihnen nicht passen. Die Auffassung des weltanschaulichen Gegenspielers zu bezweifeln, hat aber nichts mit der philosophischen Kunst und dem Anspruch des Skeptizismus zu tun. Die eigene Meinung für allein richtig und die des Gegners für indiskutabel falsch zu halten, ist allenfalls Fundamentalismus und schlimmstenfalls Stammtisch-Ideologie. Ein skeptischer Philosoph richtet das Schwert des kritischen Hinterfragens auf sich selbst und nicht auf den anderen. (Beispiel: ein christlicher Skeptiker ist einer, der christliche Glaubenspositionen in Frage stellt, um diese besser aufzuklären, aber nicht einer, der den Islam oder den Buddhismus in Frage stellt.)

Bei den international vernetzten Gruppen von Homöopathie-Gegnern, die sich selbst als „Skeptiker“ bezeichnen, haben wir es vielmehr mit fundamentalistischen Ideologen zu tun, die einen Alleingültigkeitsanspruch auf ihre Vorstellung eines naiven Positivismus erheben und gesellschaftlich gegen andere Auffassungen durchzusetzen versuchen. Das ist eine Art der Wissenschaftsgläubigkeit, die auch *Szientismus* genannt wird, aber keine Wissenschaft. Aufgabe der Naturwissenschaft ist es, Phänomene mit ihren sauber definierten Methoden zu erklären oder zu berechnen. Es gehört nicht zu ihren Aufgaben zu bestimmen, welche Phänomene in der Wirklichkeit auftreten können und welche nicht. Über die Existenz eines Phänomens entscheidet in der Wissenschaft die Beobachtung und nicht die Theorie.

Für die Gespräche über Homöopathie und andere alternative Heilmethoden ist es wesentlich, sich auf diesen falschen Anspruch der „Skeptiker“ gar nicht einzulassen. Fundamentalisten haben generell kein Interesse an einer ergebnis-offenen Diskussion oder am gemeinsamen Ringen um die Wahrheit, da sie diese immer schon vorher zu kennen glauben. Das Interesse ideologischer Fundamentalisten ist es allein, alle Andersdenkenden in irgendeiner Form auszuschalten. Je nach ihren historisch bedingten Möglichkeiten liegt das irgendwo zwischen dem Lächerlichmachen und dem Scheiterhaufen. Wir müssen heute begreifen, dass es auch Fundamentalisten der Wissenschaftsgläubigkeit gibt. Mit wirklicher Wissenschaft haben diese so wenig zu schaffen, wie die Dschihadisten mit dem wirklichen Islam oder die Kreuzzügler mit dem Christentum. Diese Art der Wissenschaftsgläubigkeit orientiert sich an Ergebnissen der Naturwissenschaft des 19. Jahrhunderts und der damals in einigen Kreisen verbreiteten Idee, die Welt damit endgültig erklären zu können. Die Naturwissenschaft des 20. Jahrhunderts hat diese Positionen längst überwunden, auch wenn das noch nicht in allen Schulbüchern angekommen ist (siehe auch das Kapitel über Homöopathie und Naturwissenschaft).

Für NaturwissenschaftlerInnen müssten die bei homöopathischen Heilungen hervorgerufenen Phänomene gerade deshalb interessant und erforschenswert sein, weil sie sich zunächst der Erklärung durch die derzeit gängigen Theorien zu entziehen scheinen. Solche aus dem

Raster des bereits Bekannten und Berechenbaren herausfallenden Beobachtungen – sogenannte Anomalien – waren es in der Wissenschaftsgeschichte stets, die zu Fortschritten und Paradigmenwechseln geführt haben.

Man sollte derartige ideologische Fanatiker grundsätzlich nicht als Skeptiker oder Wissenschaftler anerkennen, sondern diese Begriffe stets in Anführungszeichen verwenden und darauf hinweisen, dass hier ideologische Fundamentalisten am Werk sind, deren angebliche Ziele (Verbraucherschutz) genauso eine Täuschung sind wie ihre Selbstbezeichnung. Es handelt sich um Pseudo- oder Fake-Skeptiker.

Eine interessante Frage wäre noch, was diese „Skeptiker"-Gruppen motiviert? In einer Welt, in der es wahrlich genug wichtige und drängende Probleme gibt, erhebliche persönliche Lebenszeit, Kraft und Geld zu investieren, um eine so schwach vertretene und offensichtlich harmlose medizinische Methode wie die Homöopathie vehement zu bekämpfen, ist ein sehr außergewöhnliches Verhalten, für das es schwerwiegende Gründe geben muss. Ich muss gestehen, dass ich niemanden, der oder die einer solchen Gruppierung angehört, persönlich nah genug kenne, um einen unmittelbaren Eindruck von der Gemütslage und den Hintergründen für ein solches bizarres Verhalten zu haben. Ich kann also nur aufgrund weniger Begegnungen in öffentlichen Talkrunden und des veröffentlichten Materials Spekulationen anstellen.

Ich habe bisher kaum einen Beitrag dieser „Kritiker" gelesen, der auch nur von einem Minimum an Sachkenntnis zeugen würde. Die sogenannten „Kritiker" haben sich inhaltlich ganz offensichtlich nie mit der Homöopathie beschäftigt, wie es bei sachbezogenen Kritiken üblich ist. Ein Literaturkritiker ist doch jemand, der Literatur liest und sich dann differenziert dazu äußert, aber nicht einer, der generell gegen Literatur ist und noch nie etwas gelesen hat. Das ist bei den sogenannten Homöopathie-Kritikern aber anders. Wir können daraus schließen, dass es nicht um eine sachbezogene Auseinandersetzung geht und dass deshalb auch sachlich gut begründete Argumente seitens der Homöopathen gar keinen Sinn haben und nicht gehört werden. Es geht anscheinend allein um das emotionale Bekämpfen und Diffamieren von etwas, das man inhaltlich nicht versteht und eigentlich aus der Welt verbannen möchte. Ziel der Kampagnen ist es nicht, die Homöopathie zu verbessern, indem gewisse Schwächen kritisiert werden; sondern das Ziel ist ihre Auslöschung. Dies lässt auf Angst als wesentliche Motivation schließen. Nur wenn mir etwas erhebliche Angst macht, muss ich Energie aufwenden, um es aus der Welt zu verbannen. Angst als Hintergrund macht auch die Absurdität mancher Thesen verständlich, die gegen die Homöopathie vorgebracht werden und über die man nur lachen kann. Große Angst verzerrt die Wahrnehmung der Wirklichkeit.

Auch aus anderen Zusammenhängen wissen wir, dass Fundamentalismen angstgesteuert sind, was bedeutet, dass die jeweiligen Gegner als eine völlig überdimensionale Bedrohung wahrgenommen werden. Da die imaginierte Bedrohung in der verzerrten subjektiven Wahrnehmung aber als eine Realität erscheint, wird die Angst als solche gar nicht bewusst und das eigene Verhalten erscheint den Betroffenen rational und angemessen. Sachliche Diskussionen helfen in einer solchen Lage nicht weiter.

Neben den überzeugten Fundamentalisten, die ihre szientistische Weltanschauung mit aller Kraft verteidigen müssen, gibt es natürlich noch eine Menge Trittbrettfahrer, die sich mit dem Vertreten einer Auffassung, die dabei ist populär zu werden und in den Medien gehypt wird, leicht in den Vordergrund spielen können. Solche gibt es bei jeder populären Strömung, sie sind nicht spezifisch für unser Thema, und eine wirkliche sachliche Auseinandersetzung ist naturgemäß auch nicht ihre Sache.

Es liegt auf der Hand, dass die öffentliche Diffamierung einer Heilmethode, die sehr beliebt, sehr billig und sehr effektiv ist und sich nicht gut in den etablierten Rahmen der medizinischen Technik und Chemie einbinden lässt, einigen mächtigen Interessensgruppen sehr entgegenkommt. Ob und in welcher Form diese Interessensgruppen sich die Ängste und den Fanatismus einiger Fundamentalisten zunutze machen und diese Grüppchen durch Finanzierung oder mediale Aufwertung bedeutender erscheinen lassen, als sie sind, weiß ich nicht. Es erscheint mir naheliegend, aber da ich wenig Möglichkeiten habe, dies zu recherchieren, kann ich deshalb nur ein paar Spuren nennen.

Noch einmal zurück zu der Frage, was wohl Menschen dazu motivieren mag, viel Zeit und Energie zu investieren, um anderen, die ihnen nichts getan haben, das Leben schwer zu machen. Alternativen Heilkundler wollen nur ihre Arbeit machen und bieten denen medizinische Hilfe an, die das wünschen. Sie missionieren nicht und wollen niemanden von ihrer Methode oder ihrer Sicht der Welt überzeugen, jedenfalls nicht ungefragt und nicht offensiv. Warum organisieren sich Gruppen von Menschen, um die Alternativmedizin zu diskreditieren? Selbst Fanatiker und Wirrköpfe brauchen ein Motiv und – falls sie sehr viel Zeit investieren – auch eine finanzielle Basis.

Bei meiner Suche nach gezielten Manipulationen in der Wikipedia stieß ich auf ein interessantes Interview mit einer jungen Frau, die als Newcomer an der 2018er Konferenz der GWUP teilgenommen hat. Die GWUP (Gesellschaft zu wissenschaftlichen Untersuchung von Parawissenschaften) ist eine Vereinigung von sogenannten „Skeptikern"[83], das heißt: von fundamentalistischen Materialisten, die im Namen der „Wissenschaft" alles bekämpfen, was sie nicht verstehen können oder wollen. Dazu gehören neben der Homöopathie und allen anderen medizinischen Methoden außerhalb einer sehr eng verstandenen Schulmedizin (in welcher sich selbst ein normaler Arzt nicht besonders wohlfühlen würde) auch alle anderen alternativen oder gar spirituellen Welt- und Lebensentwürfe.

Als ich den Titel des Interviews „Homeopathy, Conspiracies & Glyphosate: The Recipe for SkepKon 2018" las[84], wurde ich hellhörig. Was hat Glyphosat mit den Ideen dieser Pseudo-Skeptiker zu tun? Ein Blick ins Programm[85] zeigte, dass in einer zweitägigen Konferenz tatsächlich ein halber Vormittag den Vorzügen des Glyphosat und der Gentechnik gewidmet war. Teilnehmende und auch Moderatoren der Konferenz waren Norbert Aust und Natalie Grams, die sonst sehr auf die Evidence Based Medicine pochen. Nun ist Weniges in der Medizin so gut mit Evidenz belegt wie die Gefährlichkeit des Glyphosat. Selbst die EU-Kommission, die sicher nicht im Verdacht steht, Lobby-feindliche Politik zu machen, konnte sich der Evidenz nicht entziehen. Wenn nun die GWUP der Monsanto-Werbung breiten Raum gewährt, obwohl das Thema überhaupt nicht in ihren Rahmen passt, dann lässt das aufhorchen. Natürlich liegt es mir ganz fern, hier Verschwörungstheorien zu verbreiten, haha, aber wie blind müsste man denn sein, hier nicht ganz vorsichtig einen Zusammenhang für möglich zu halten....

Man sollte auch wissen, dass die amerikanische Parallele zur GWUP nicht nur Vorträge gegen Alternativmedizin organisiert, sondern eigens eine Organisation gegründet hat, um die große Online-Enzyklopädie Wikipedia in ihrem Sinne zu manipulieren. Diese Organisation heißt GSoW (Guerilla Skepticism on Wikipedia)[86] – kein Scherz; und sie bildet gezielt Leute dazu aus[87], geschickte und strategisch überlegte Manipulationen in Wikipedia vorzunehmen.

Wenn wir uns diese Zusammenhänge anschauen, dann klärt sich damit auf jeden Fall die Frage, mit wem wir es zu tun haben. Ohne selbst spekulieren zu müssen, können wir aus den Veröffentlichungen der „Skeptiker" direkt ablesen, dass die Manipulationen der Wikipedia nicht Teil eines breiten öffentlichen Meinungsbildungsprozesses sind – wie es die ursprüngliche Idee der größten Enzyklopädie der Menschheit einmal war, sondern dass dies von eigens dafür ausgebildeten Gruppen und Seilschaften durchgeführt wird, die lernen, die offenen Strukturen der Wikipedia für ihre Zwecke zu missbrauchen.

Zum anderen wird offenkundig, dass es nicht um Evidenz und Wissenschaft geht, sondern um Konzern-Interessen, die sich jeder Evidenz zu widersetzen versuchen. Da wird allen Ernstes erzählt, Glyphosat sei gesünder als Fleisch, Kaffee oder Bier[88] – vielleicht sollten die „Skeptiker" zum öffentlichen Erweis der Evidenz einmal nicht harmloses Ars C 30 trinken, sondern ein Fläschchen evidenzbasiert gesundes Glyphosat. Prost !

Eine letzte Beobachtung: Schwerpunktthema der genannten Tagung war nicht mehr die Homöopathie, sondern die Osteopathie, deren Wirkungslosigkeit bewiesen werden sollte. Die schon öfters geäußerte Vermutung, dass die Homöopathie nur die erste in einer längeren Reihe der zu Diffamierenden ist, scheint sich zu bestätigen.

Um es noch einmal auf den Punkt zu bringen: Die Selbstbezeichnung „Skeptiker" seitens der organisierten Homöopathie-Gegner ist sachlich falsch, zeugt von philosophischer Unkenntnis und ist anmaßend.

Warum? Skeptizismus hat eine lange philosophische Tradition im Abendland und bezeichnet ein Denken, das sich selbst ständig kritisch hinterfragt. Skeptiker im richtigen Wortsinne erheben den Zweifel zum weltanschaulich wichtigsten Werkzeug, und zwar den Zweifel an der eigenen Position, die dadurch in einer Art hermeneutischem Zirkel immer weiter geklärt wird und sich der Wahrheit nähern kann. Das bloße Bezweifeln einer gegnerischen Position hat überhaupt nichts mit Skeptizismus zu tun, sondern ist das genaue Gegenteil: ideologisches Stammtisch-Denken. Diejenigen, die sich hier als „Skeptiker" ins Gespräch zu bringen versuchen, sind tatsächlich Dogmatiker eines fundamentalistischen Szientismus.[89]

Ich möchte im übrigen hervorheben, dass mir sehr viel an einer sachkundigen kritischen und konstruktiven Auseinandersetzung in der Homöopathie liegt. Eine unserer größten Schwächen ist es, dass eine solche interne sachliche Auseinandersetzung so gut wie nicht stattfindet.[90]

Im übrigen ist es auch wichtig sich vor Augen zu führen, was eine mechanistische Sicht der Welt, oder – wie die betreffenden Gruppen gern beschönigend selbst sagen – eine naturalistische Sicht, als Menschenbild beinhaltet. Der Mensch ist in dieser Weltanschauung ebenso wie alle anderen Lebewesen eine Maschine. Da Geist und Seele in diesem Konzept der Wirklichkeit nicht vorgesehen sind und jedes persönliche Erleben auf eine durch chemische und elektrische Vorgänge im Gehirn hervorgerufene Illusion reduziert wird, bleibt von uns als Menschen nichts übrig als eine zufällig in einem sinn- und bedeutungslosen Universum entstandene komplexe Molekülgruppe.

Medizin hat die Aufgabe, Defekte in diesen Molekülhaufen zu reparieren. Aber im Menschen mehr zu sehen als eine besonders komplexe Maschine, gilt den Vertretern dieser Sichtweise als irrational und ist mit ihrem Verständnis von „Wissenschaft" nicht vereinbar. Nicht nur die Homöopathie würde dabei unter den Tisch fallen, nicht nur die sonstige alternative Medizin, sondern jeglicher humaner Blick auf den Menschen. Begriffe wie Würde, Ethik, Charakter, Zuneigung, Liebe verlieren in diesem Bild der Welt jeden Sinn, weil sie nicht mathematisch zu beschreiben und nicht nachmessbar sind.

Bei genauem Hinsehen steht nicht zur Debatte, wie die Homöopathie bewertet wird, sondern ob wir uns selbst auf eine komplizierte Maschine reduzieren lassen oder den Menschen als ein Wesen mit Seele und Würde betrachten wollen.

Das Ende des mechanistischen Weltbildes

Eine ganz unerwartete und dazu gegenläufige Entwicklung findet zur Zeit in der Philosophie statt und zwar insbesondere in der Wissenschaftstheorie und – daran angelehnt – in der Ontologie (Metaphysik).

Eine Gruppe von Naturwissenschaftlern um den Informatiker Bernardo Kastrup[91] wendet sich offen gegen den Materialismus (Physikalismus) als eine mögliche Basistheorie zur Deutung der Welt. Und dies nicht aus ideologischen oder religiösen Bedenken, sondern weil er nicht das leistet, was eine gute Theorie leisten sollte: eine schlüssige und konsistente Erklärung für alle bekannten und wissenschaftlich beschriebenen Phänomene zu liefern.

Kastrup schlägt als optimale und wissenschaftlich sinnvollste Lösung der grundlegenden philosophischen Fragen um die Materie-Bewusstseins-Problematik eine idealistische Ontologie vor, die in der Deutung der Wirklichkeit sparsamer und empirisch strenger vorgeht als der Mainstream-Physikalismus, der Panpsychismus und der Kosmopsychismus. Die von ihm und einigen seiner Kollegen vorgeschlagene Ontologie hat mehr Aussagekraft als diese drei Alternativen, da sie nicht dem „schwierigen Problem des Bewusstseins" (engl.: the hard problem of consciousness)[92], dem Kombinationsproblem bzw. dem Dekombinationsproblem zum Opfer fällt.

Seine These kann wie folgt zusammengefasst werden: Es gibt nur kosmisches Bewusstsein. Wir, wie auch alle anderen lebenden Organismen, sind nur dissoziierte Teilpersönlichkeiten (*alters*) des kosmischen Bewusstseins, umgeben von seinen Gedanken. Die unbelebte Welt, die wir um uns herum sehen, ist die äußerliche Erscheinung dieser geistigen Zustände. Die lebenden Organismen, mit denen wir die Welt teilen, sind die äußerlichen Erscheinungen anderer dissoziierter Teilpersonen (*"alters"*).

Das Besondere an Kastrup ist, dass er sehr genau und logisch, Punkt für Punkt argumentiert und nicht nur an ein allgemeines Vorverständnis oder metaphysische Überzeugungen appelliert. Er legt großen Wert darauf, dass seine Theorie die empirischen Befunde sowohl aus der Quantenphysik wie auch aus der neurophysiologischen Forschung gut und einfach erklärt.

Diesen Standpunkt stellt er logisch so schlüssig und klar dar, dass wir davon ausgehen können, dass der aktuell in weltanschaulichen Diskussionen noch immer als „wissenschaftlich" geltende Materialismus (oder auch Physikalismus) in all seinem Spielarten grundsätzlich widerlegt, bzw. seine Untauglichkeit als wissenschaftlich sinnvolles Erklärungsprinzip für ein umfassendes Weltverständnis erwiesen ist.

Auch wenn dieser Standpunkt bisher nur in kleinen wissenschaftlichen Kreisen diskutiert wird, kann seine Bedeutung gar nicht hoch genug eingeschätzt werden. Denn hier beginnt das mechanistische System, von dem bisher nur die fatalen Auswirkungen beklagt wurden, das aber immer noch eine weltanschauliche Plausibilität besessen hat, sich vom Kern her aufzulösen.

Im Gegensatz zu anderen Wissenschaftlern wie Rupert Sheldrake, David Bohm oder Fritjof Capra argumentiert Kastrup nicht vom Rande der wissenschaftlichen Gemeinschaft her, sondern aus ihrem Zentrum. Da Kastrup es sich zur Aufgabe gemacht hat, den Materialismus mittels seiner eigenen Methoden und Kriterien zu widerlegen und dies auf bravouröse Weise durchführt, wird er dadurch auf sachlicher Ebene unangreifbar. Er argumentiert ausschließlich aus der internen Logik des Systems heraus und verwendet nur allgemein akzeptierte wissenschaftliche Erkenntnisse. Alle seine Artikel veröffentlicht er in renommierten wissenschaftlichen Zeitschriften mit peer-review.

Natürlich ist die Widerlegung der einen Theorie noch kein Beweis für eine andere. Aber der Verweis auf die Notwendigkeit, eine Behauptung auf der Basis eines mechanistischen Weltverständnisses zu belegen, hat seine Berechtigung ein für alle Mal verloren. Ontologie, Erkenntnistheorie und Wissenschaftstheorie werden sich jetzt neu orientieren und aufstellen müssen. Und in diesem Prozess der Bildung eines neuen Paradigmas werden gerade diejenigen Disziplinen eine interessante Rolle zu spielen haben, die ins alte Paradigma nicht hinein gepasst haben.

Auch wenn davon zur Zeit noch nicht viel zu erkennen ist, wird diese Entwicklung auch gesellschaftlich größere Veränderungen mit sich bringen und zunächst im akademischen und wissenschaftlichen Umfeld und dann auch in weiteren Kreisen ein erhebliches Umdenken und eine Neuorientierung mit sich bringen.

Gesundheitspolitik gegen die Menschenrechte

Eine andere Frage als die der ideologischen Verständigung ist natürlich die Frage der politischen und gesellschaftlichen Machtverhältnisse. Diese liegt zur Zeit bei der akademisch etablierten mechanistischen Naturwissenschaft und der zu ihr gehörigen „Schulmedizin". Sie hat die Kontrolle auch über die weltanschauliche Konkurrenz. Wer sich ihren Regeln nicht anpasst, erhält keine staatlichen Lizenzen, Zulassungen, Approbationen und somit keine Erlaubnis zur Ausübung eines Heilberufes, keine gesellschaftliche Anerkennung und kein Geld.

Allerdings heißt es in Artikel 9 der Europäischen Menschenrechtskonvention:
„1. Jedermann hat Anspruch auf Gedanken-, Gewissens- und Religionsfreiheit; dieses Recht umfasst die Freiheit des Einzelnen zum Wechseln der Religion oder der Weltanschauung sowie die Freiheit, seine Religion oder Weltanschauung einzeln oder in Gemeinschaft mit anderen öffentlich oder privat, durch Gottesdienst, Unterricht, durch die Ausübung und Beachtung religiöser Gebräuche auszuüben." Und ähnlich formuliert auch das deutsche Grundgesetz im Artikel 3: „(1) Alle Menschen sind vor dem Gesetz gleich. (3) Niemand darf wegen seines Geschlechtes, seiner Abstammung, seiner Rasse, seiner Sprache, seiner Heimat und Herkunft, seines Glaubens, seiner religiösen oder politischen Anschauungen benachteiligt oder bevorzugt werden."

Es wird hier also ausdrücklich von freier Religion *und* Weltanschauung wie auch von deren *Ausübung* gesprochen. Da der Umgang mit dem Körper, dem Leiden und dem Tod zur unmittelbaren Ausübung einer weltanschaulichen Überzeugung gehört, stellt die Benachteiligung ganzheitlicher Weltanschauungen und Heilverfahren durch den Staat in Forschung, Lehre, Berufszulassung und Rechtsprechung einen klaren Verstoß gegen die oben genannten Grundrechte dar. Hier muss man die Möglichkeit einer Verfassungsklage erwägen, um die durch Menschenrechte und Grundgesetz garantierten Freiheiten auch in der Praxis durchzusetzen.

Ein Beispiel solcher Benachteiligung ist darin zu sehen, dass zwar ein Therapeut als „Gefahr für die Volksgesundheit" im Sinne des deutschen Heilpraktikergesetzes gilt, wenn er über ungenügende schulmedizinische Kenntnisse verfügt; nicht jedoch ein Schulmediziner, wenn er über ungenügende Kenntnisse in ganzheitlicher Medizin verfügt. – Hieran wird deutlich, dass der Staat eine Festlegung vornimmt, welche der Weltanschauungen die „Wahrheit“ repräsentiert und welche nicht. Es werden also Personen aufgrund ihrer weltanschaulichen Überzeugungen rechtlich bevorzugt beziehungsweise benachteiligt, obwohl die Menschenrechtskonvention und das Grundgesetz es eindeutig verbieten.

Zum Wohle der BürgerInnen obliegt es dem Staat, vor gefährlichen Behandlungsmethoden zu schützen. Allerdings ist die Frage, anhand welcher Kriterien eine Gefährdung festgestellt wird. Ein pluralistischer Staat darf nicht eine einzelne Ideologie als Maßstab für die Be- und Verurteilung einer konkurrierenden heranziehen. Schulwissenschaftliche Nachweise sind nicht „objektiv“ und „wahr“, sondern Ergebnisse einer weltanschaulichen Vorentscheidung, einer unter mehreren möglichen Weltdeutungen. Innerhalb der schulwissenschaftlichen Vorgehensweise haben diese Kriterien ihre Geltung, aber nicht für andere Heilmethoden.

Weitere Beispiele für solche grundgesetzwidrigen Benachteiligungen sind: die Verteilung von Forschungs- und Fördermitteln; die unterschiedliche oder unterlassene Honorierung verschiedener Heilweisen durch die gesetzlichen Krankenkassen; die staatlich geförderte einseitig schulmedizinische Ausbildung von Medizinern.

Grundsätzlich ist es den Verfassungen freiheitlich demokratischer und weltanschaulich neutraler beziehungsweise pluralistischer Staaten sowie den Menschenrechtskonventionen nicht gemäß, dass eine Regierung durch ihre Gesetzgebung weltanschauliche oder religiöse Wahrheiten als gültig oder ungültig festlegt oder die Vertreter einer weltanschaulichen Richtung oder Ideologie zu Richtern über die anderen macht. Dennoch ist dies bislang unwidersprochene Praxis in ganz Europa.

Um diesen Zustand zu verändern wird zweierlei nötig sein: Zum einen werden die VertreterInnen der etablierten Naturwissenschaften und der akademischen Schulmedizin sich mit dem Gedanken vertraut machen müssen, dass die von ihnen vertretene und für wahr gehaltene Lehre nicht die alleinige Wahrheit ist, sondern eine unter verschiedenen Ideologien oder Weltdeutungen, und dass andere in der Gesellschaft gleiches Recht für ihre Auffassungen beanspruchen möchten. Zum anderen werden die VertreterInnen der ganzheitlichen und alternativen Weltanschauungen und Heilweisen sich Bewertungskriterien für ihre Disziplinen überlegen und die Verantwortung für ihre Arbeit vor eigenen Gremien tragen müssen. Vollständige Eigenverantwortung und gleichrangige Zusammenarbeit mit anderen Wissenschaften setzt vieles voraus, was bislang noch nicht erarbeitet worden ist – allenfalls gibt es dazu die ersten Ansätze[93]. Die Rolle eines demokratischen, pluralistischen Staates besteht darin, ein gleichberechtigtes und für die BürgerInnen transparentes Nebeneinander verschiedener Weltanschauungen zu ermöglichen.

Handlungsbedarf besteht dabei in folgenden Bereichen, weil hier Grundrechte nicht beachtet werden:

- sozialrechtlich, das heißt gegenüber den gesetzlichen Krankenkassen, sind diejenigen benachteiligt, die sich gemäß einer ganzheitlichen Weltanschauung medizinisch versorgen lassen wollen.
- berufsrechtlich sind diejenigen benachteiligt, deren medizinische Ausbildung einen Schwerpunkt in einer ganzheitlichen Disziplin hat, denn sie müssen Kenntnisse im Bereich der herrschenden Konkurrenzwissenschaft nachweisen, um sich zu qualifizieren, während das umgekehrt nicht der Fall ist.
- bildungspolitisch sind alle ganzheitlichen Formen von Wissenschaft, Medizin und Weltanschauung und diejenigen BürgerInnen in der Ausübung derselben benachteiligt, die sich nicht an die herrschende Schulwissenschaft anlehnen. Weder in Schulen, noch in Universitäten werden angemessene Ausbildungsinhalte angeboten. Forschungsgelder werden nach ideologischen Kriterien einseitig vergeben, weil die Definition von „Wissenschaftlichkeit" den Vertretern nur einer Form derselben zuerkannt wird.
- in beliebigen juristischen Fragen und im Haftungsrecht wird bei allen Konflikten darum, was als gesundheitsgefährdend zu betrachten ist, welcher Eingriff ausreichend oder korrekt ist, wann einer Sorgfaltspflicht genügt worden ist und wann nicht, stets nur ein schulwissenschaftliches Gutachten eingeholt.

Homöopathie als nachhaltige Medizin

Homöopathie ist eine ideale Therapieform für eine andere, nachhaltige, solidarische globale Kultur, denn sie ist:

- nachhaltig, weil sie nur minimale physische Ressourcen braucht
- dezentral, weil jede/r die Mittel überall herstellen und prüfen kann
- billig, weil die Arzneimittel extrem wenig kosten und nur menschlicher Einsatz erforderlich ist, sie einzusetzen
- global, weil ihre Prinzipien von allen in allen Kulturen verstanden werden können
- nicht-linear und offen in ihrer Herangehensweise, weil sie alle Facetten des menschlichen Geistes einbezieht
- holistisch, weil sie das ganze menschliche Wesen und seine Lebensbedingungen im Blick hat
- wissenschaftlich, weil sie auf Erfahrung und klaren Prinzipien basiert
- friedlich, weil sie nicht den Krankheiten den Krieg erklärt, sondern als angewandtes Mitgefühl mit dem Prozess mitgeht (homoeo)
- stärkend, weil sie die Selbstheilungskräfte des Organismus unterstützt und anregt
- unabhängig, weil man zu ihrer Anwendung keine Technik, keine Labors und kein Geld braucht
- natürlich, weil sie überwiegend Stoffe aus der Natur verwendet
- spirituell, weil sie auf zeitlosen geistigen Gesetzen beruht
- einfach, weil ihre Prinzipien von jedem Menschen mit offenem Geist verstanden werden können
- post-modern, weil sie offen ist für eine vielschichtige und pluralistische Weltsicht

Diese Eigenschaften und Prinzipien können nicht nur als eine Heilmethode für menschliche Individuen gelten sondern als ein Modell für einen anderen, gesunden und praktikablen Zugang zur Welt.
Angesichts der Tatsache, dass Medizin in den reichen Ländern der Welt neben der Rüstung der weitaus größte Umsatzfaktor im Bruttosozialprodukt ist, wird deutlich, wie wichtig für eine nachhaltige, klimafreundliche Zivilisation auch eine nachhaltige Medizin ist.

Eine andere Medizin der Zukunft

Um die ersten Schritte in die aufgezeigte Richtung zu gehen, kommt es auf ein neues Selbstbewusstsein der AlternativmedizinerInnen an. Dieses angemessene Selbstbewusstsein kann aus einem wieder auf die Füße gestellten geschichtlichen und weltanschaulichen Selbstbild folgen. Nicht die ganzheitliche Medizin ist es, die ihre „Wissenschaftlichkeit" noch zu beweisen hat, sondern sie ist die Mutter, die Großmutter und die Urgroßmutter der jungen mechanistischen Modeströmungen. Und diese, die mechanistischen Wissenschaften, werden sich ihren Platz unter den bewährten Überlieferungen der Menschheit noch suchen müssen. Wie es das Wesen der ganzheitlichen Haltung ist, sind die VertreterInnen der umfassenderen Heilweisen dafür offen, aber es ist noch ein gutes Stück Weg zu gehen, bis die einseitigen mechanistischen Disziplinen zu einem integrierbaren (und ungefährlichen!) Mosaikstein im Gesamtbild der menschlichen Wissenschaften geworden sind.

Wie aber kann die Medizin in Zukunft aussehen, wenn es eine wünschenswerte weltanschauliche Gleichstellung der verschiedenen Heilweisen gibt? Wird es verschiedene medizinische Sekten geben, unter denen ratlose Laien wählen müssen? Vielleicht wird eine Zeitlang Durcheinander entstehen. Letztlich aber wird sich ein neues Gleichgewicht einpendeln, in welchem verschiedene Formen der Medizin unterschiedliche Rollen in der Versorgung der Bevölkerung übernehmen. Alle können dann von dem in der Menschheitsgeschichte entstandenen Reichtum und der Vielfalt medizinischer Kulturen profitieren, und jede Heilweise kann auf die Weise eingesetzt werden, in der sie ihr Potential am besten entfaltet, und durch andere ergänzt werden, wo diese ihre größeren Stärken haben.

Die verschiedenen medizinischen Schulen werden jeweils eigene Ausbildungen, Überprüfungen und Qualitätskriterien entwickeln, so dass für alle überschaubar wird, auf was sie sich einlassen wollen. Wie es der Sache entspricht, werden verschiedene Richtungen ganzheitlicher Heilweisen die gesundheitliche Hauptversorgung leisten, während die Schulmedizin ihre Stärke in spezialisierter Diagnostik, Intensivmedizin und Chirurgie zeigt.

Was für ein Modell der medizinischen Versorgung können wir uns auf der Grundlage des bisher Gesagten als sinnvoll und wünschenswert vorstellen? – Das Modell sollte als Sockel eine gute Basismedizin aus „Hausmitteln“ und leicht handhabbaren lindernden Verfahren haben, die von den Betroffenen selbst angewendet werden können. Oft ist das Beste, nichts zu tun und den Organismus sich selbst heilen zu lassen. Aber das fällt unserer heutigen Mentalität am schwersten. Mit Kanonen auf Spatzen zu schießen, scheint uns heute geradezu als das Natürlichste. Wir gehen an leichte Befindensstörungen sofort mit dem gesamten Arsenal der Intensivmedizin heran, als gälte es ein Menschenleben vor dem Fußpilz oder vor dem Kopfschmerz zu erretten.

Dort, wo die Selbstheilungskräfte des Organismus nicht ausreichen oder nicht mehr angeregt werden können, wo organische Regelsysteme zugrunde gegangen oder gar nicht angelegt sind, da ist es nötig, mit technischen oder chemischen Hilfen den Organismus am Leben zu erhalten, sofern man das will. In diesem Bereich war noch nie eine Medizin so erfolgreich wie die moderne Schulmedizin. Darüber hinaus bietet sie unglaubliche diagnostische Möglichkeiten, die unser Verständnis der biochemischen Vorgänge im Körper sehr erweitert haben. Aus Kostengründen und wegen der damit oft verbundenen Belastung des Körpers ist allerdings bei jeder einzelnen diagnostischen Maßnahme zu erwägen, ob sie tatsächlich zu einer besseren Therapie beiträgt. Oft gewinnen wir zwar faszinierende Erkenntnisse über den Körper des erkrankten Menschen, können ihm damit aber keinen Schritt weiterhelfen.

Die ganzheitlichen Heilverfahren sollten ihre Rolle in der Auseinandersetzung mit tiefergehenden Problemen und schwereren Erkrankungen einnehmen. Homöopathie ist die differenzierteste Form der Medizin – schulmedizinisch oder alternativ –, die uns heute zur Verfügung steht, neben der traditionellen chinesischen Medizin (sofern diese nicht auf Akupunktur reduziert wird). Dieser Differenziertheit und Komplexität sollte auch Rechnung getragen werden, indem sie in unserem Gesundheitssystem den entsprechenden Platz erhält.

Im Abwägen der Stärken und Schwächen unterschiedlicher medizinischer Disziplinen und ihrer Anwendungsbereiche kann es nicht darum gehen, sie nebeneinander und gleichzeitig anzuwenden. Vielmehr geht es um eine gegenseitige Ergänzung in verschiedenen Problembereichen. Eine sinnvolle Ordnung innerhalb des medizinischen Vorgehens wäre:

- Bei Infekten und Befindensstörungen ist zunächst nichts zu tun, sondern sich zu schonen, vernünftiger zu essen, Drogenkonsum (besonders Alkohol und Zigaretten) einzustellen und dem Körper eine Chance zur Selbstheilung zu geben.
- Bei leichten Erkrankungen, die länger als zwei bis drei Tage anhalten, Hausmittel anwenden wie Umschläge und Wickel, Kräutertees, Schwitzen, Fasten, Bettruhe, usw.
- Bei schweren Infekten ohne Selbstheilungstendenz oder bei chronischen Leiden ist zunächst weitere Diagnostik zu unternehmen (dabei hat die Schulmedizin mit Labor und technischen Untersuchungsmethoden einen unersetzlichen Platz). Dann sollten entsprechend TherapeutInnen hinzugezogen werden, die eine differenzierte und auf den individuellen Fall zugeschnittene ganzheitliche Therapiemethode beherrschen.
- Unfälle und lebensbedrohlich akute Situationen sind das eigentliche Feld der Schulmedizin, wo sie mittels der Chirurgie, antibiotischer oder entzündungshemmender Maßnahmen kurzfristig rettend eingreifen kann.
- Bei schwersten, zum Tode führenden Erkrankungen hängt es vom Einzelfall ab, ob eine homöopathische oder eine chemische Linderung der Beschwerden oder eine Akupunktur mehr Erfolg verspricht, wenn eine Heilung nicht mehr angestrebt werden kann.
- Im letzten Stadium des Krankseins und des Lebens, wo die Intensivmedizin noch massive technische und chemische Maßnahmen ergreift, die den Übergang aus dem körperlichen Leben heraus nur stören, wäre es oft am besten, wiederum nichts zu tun.

Insgesamt würde ein derartig abgestuftes medizinisches Vorgehen viel kostengünstiger sein. Besonders die ersten beiden Stufen der Befindensstörungen und leichten Erkrankungen bedürften keiner Hilfe von SpezialistInnen. Hier wäre eine verbesserte medizinische Ausbildung der Bevölkerung über sinnvolle Vorbeugung und Heilung einfacher Erkrankungen, sowie eine Erziehung zu Natürlichkeit und Gelassenheit im Umgang mit dem eigenen Körper, eine Verbindung von mehr Kenntnissen und mehr Vertrauen eine kluge Alternative zur hochtechnisierten, teuren Diagnostik und Therapie von Wehwehchen des Alltags. Eine solche Gesundheitserziehung könnte schon in der Schule anfangen, wo die Jugendlichen auch heute noch mehr über die Antike, über Gleichungen oder Galaxien lernen als über Grundfunktionen ihres eigenen Körpers.

Zur Zeit scheint unter den Entscheidungsträgern niemand ein wirkliches Interesse zu haben, im Gesundheitsbereich zu sparen und damit die Profite der Pharmaindustrie, Versicherungen, medizintechnischen Industrie und Ärzteschaft zu schmälern. Alle wissen, wie recht einfach gespart werden könnte: Alle bisherigen Untersuchungen belegen, dass alternative Behandlungen viel billiger sind als schulmedizinische, dass Psychotherapien gegenüber chemischer Behandlung langfristig erhebliche Einsparungen bringen, dass Hausgeburten risikoärmer und billiger sind als solche in Kliniken, und so weiter. Hier fehlt wider besseres Wissen der politische Wille zu einer echten Veränderung, weil am derzeitigen Notstand zu viele verdienen. Vermutlich wird sich an dieser Lage erst nach einem völligen Bankrott des Gesundheitssystems etwas ändern lassen.

Um so wichtiger ist es zu wissen, dass es Alternativen gibt, die nicht nur kosmetische Veränderungen des Bestehenden versprechen, sondern grundlegend andere Ansätze bieten. Es geht bei der Alternativen Medizin nicht um einen zusätzlichen Luxus, sie gehört nicht zum Wellness-Bereich, den wir uns nur leisten können, wenn Überfluss herrscht. Alternative Medizin ist eine sinnvolle, kostengünstige, risikoarme und nachhaltige Form der medizinischen Grundversorgung.

Die Homöopathie ist eine Heilweise, die sich zwischen den Welten der modernen Wissenschaft und der überlieferten ganzheitlichen Wege bewegt und von beiden Seiten Gutes beitragen kann. Sie entwickelte eine Genauigkeit der Beobachtung, Dokumentation und Mittelkenntnis, sowie einen internationalen Erfahrungsaustausch, wie das nur von den Naturwissenschaften her bekannt ist. Und sie baut auf die Tiefe der Intuition der Behandelnden, auf die unmittelbare Begegnung mit dem inneren Wesen der Heilmittel, mit ihrem Geist, und ein Verständnis der Lebensganzheit wie dies nur die schamanischen Traditionen pflegen. Nur wer beide Seiten sieht, kann die Homöopathie wirklich verstehen und in der Fülle ihrer Möglichkeiten ausüben.

Die Auseinandersetzung mit einer ganz anderen Art von Medizin, Wissenschaft, Denkweise und Lebenshaltung, die wir nicht auf einer fernen exotischen Insel vorfinden sondern mitten im abendländischen Denken und Alltag, könnte der westlichen Kulturkrise einen entscheidenden Anstoß geben. Lange schon wissen wir, dass die westliche Wissenschaft in einer gedanklichen Sackgasse steckt und mit den anstehenden Fragen und Krisen nicht mehr fertig werden kann. Diese Unfähigkeit erstreckt sich von der Grundlagenforschung bis weit in die Ethik und Politik hinein – eine Kultur stößt an ihre Grenzen. Diese Grenzen sind nicht nur faktische, sondern auch geistige – und die Unfähigkeit, diesen Zusammenhang als einen notwenigen zu erkennen, gehört zum Kern des Problems. Da die ökologischen, sozialen, wirtschaftlichen Probleme, denen unsere Welt sich heute gegenübersieht, nichts anderes sind als der äußere Niederschlag unserer geistigen Haltung, ist eine Lösung im Rahmen des bisherigen Systems nicht einmal denkbar. Der Anstoß muss – wie das Zitat von Einstein am Beginn des Kapitels sagt – von außen kommen, aus einer ganz anderen Zugangsweise zur Welt[94], oder eben von ganz innen, aus der Weisheit über die Welt und das Leben, die die Menschen schon immer gekannt haben.

Homöopathie im Kontext der globalen Krise[95]

Wenn die Homöopathie zur Heilung von Patienten beitragen wollen, die unter krank machenden Umständen leben müssen, dann haben sich die HomöopathInnen auch an der Heilung des Gesamtsystems zu beteiligen. Sie können und sollten ihre vielfältige Erfahrung in der Bewältigung von Krisen auch in einem größeren Kontext einbringen. Denn die Homöopathie kann in vieler Hinsicht als Modell für eine nachhaltige Heilkunst dienen.

Wenn die ganzheitliche Medizin sich selbst als Teil einer globalen Bewegung von Menschen versteht, die an einem Wandel arbeiten, wird auch dazu führen, dass sie selbst anders wahrgenommen wird.

HomöopathInnen arbeiten täglich mit Krisen, mit individuellen Krisen oder denen von Paaren und Familien und konzentrieren sich dabei auf ihre Gesundheit und ihre Beziehungen.
Aber haben sie auch etwas zu der umfassenden Krise zu sagen, in der unsere Kultur und die globale Welt stecken? Etwas als HomöopathInnen zu sagen? Und gehört es zu ihrer Rolle und ihrer Arbeit, dies zu tun? – Ja, gewiss haben sie das und unbedingt gehört es dazu.

Zu diesem Thema stellen sich drei grundlegende Fragen:

1. Gibt es einen größeren Zusammenhang für die Homöopathie, und inwiefern betrifft das unsere Art zu heilen?
2. Was bedeutet die Wahrnehmung dieser Krise für die öffentliche Rolle der Homöopathie?
3. Wie können HomöopathInnen einen Beitrag zur Heilung der globalen Krise leisten und wie kann dieser konkret aussehen?

1 – Gibt es einen größeren Zusammenhang für die Homöopathie, und inwiefern betrifft das unsere Art zu heilen?

Am geschichtlichen Ausgangspunkt der Homöopathie, dem Organon von Samuel Hahnemann heißt es im ersten und wichtigsten Paragraphen:

§ 1 – Des Arztes höchster und einziger Beruf ist, kranke Menschen gesund zu machen, was man Heilen nennt.

Angesichts dieses Satzes ergibt sich zunächst die Frage, was Hahnemann mit Gesundheit gemeint hat. Bedeutet „gesund“, dass wir wieder besser als ein Zahnrad der großen Maschine funktionieren können und wieder zuverlässige Arbeiter im Dienste von anderen sind? Ist es unser Ansinnen, unsere Patienten auf eine bessere Funktion und Verfügbarkeit hin zu reparieren? „Höchster und einziger Beruf“ ist ein großes Wort, an dessen Seite Hahnemann an anderer Stelle (§9) den Satz stellt, „dass unser inwohnende, vernünftige Geist sich dieses lebendigen, gesunden Werkzeugs frei zu dem höhern Zwecke unsers Daseins bedienen kann“. Eine solche Mission zu haben, die dem höheren Zweck unseres Daseins dienen soll, weist auf eine große Aufgabe hin, die alle unsere Kräfte und unseren vollen Einsatz verlangt. „Kranke Menschen gesund zu machen“, heißt also auch, dass wir dazu beitragen, die Erde zu einem Ort zu machen, an welchem Gesundheit überhaupt bestehen kann. In einer wahnsinnig gewordenen Welt Menschen gesund machen zu wollen, ist wie eine Kerze unter Wasser entzünden zu wollen.

Wie die Allopathen konzentrieren sich die HomöopathInnen ganz auf die Behandlung der Beschwerden einzelner Menschen. Sie sprechen zwar von ganzheitlicher Behandlung, aber die Ganzheit, auf die sie blicken, ist nur ein Individuum. Dabei ist es eindeutig unser „Beruf“, unsere Berufung, mehr zu tun und dafür zu sorgen, dass wir selbst und unsere Patienten verstehen, was Gesundheit wirklich bedeutet. So wenig wie Frieden allein darin besteht, dass die konkreten Kampfhandlungen unterbrochen werden, so wenig besteht Gesundheit darin, dass die unmittelbaren Beschwerden aufhören – so angenehm und wichtig das im Einzelfall auch sein mag. Denn so wenig wir den Magen eines insgesamt kranken Menschen allein heilen können, so wenig können wir einen einzelnen Menschen heilen, der Teil einer kranken Gesellschaft ist.

Um es abstrakter zu formulieren: Gesundheit ist ein Systembegriff. Es gibt keine Gesundheit eines Einzelteiles, wenn das Ganze krank ist – das ist ein trivialer Gedanke, und wir neigen dazu zu denken: Das wissen wir doch alles, warum erzählt er uns das? Ich erwähne es noch einmal, weil wir das alles nur auf einer sehr

theoretischen Ebene „wissen", es aber praktisch nicht beherzigen und keine Rückschlüsse daraus ziehen oder uns danach verhalten.
Wissen, das nichts verändert, ist nutzlos.

Der Begriff Homöopathie selbst weist bereits auf den Kern dessen hin, worum es mir geht: Ähnliches mit Ähnlichem zu heilen – wir sind Teil von und dem ähnlich, womit wir heilen. Wir arbeiten mit Substanzen dieser Erde – mit Salzen und Kristallen, Blumen und Baumrinde, Tiermilch und Federn – und indem wir das tun, schaffen wir stärkere Bande zu unserem Planeten und anerkennen, dass wir im Grunde identisch sind. Wir und das Ganze, Menschen und Erde. Die Spaltung existiert nur in der Verwirrung unseres Geistes; und indem wir homöopathisch arbeiten, machen wir einen ersten Schritt zu seiner Heilung.

Wir können auch, um uns dies aus einem anderen Blickwinkel anzuschauen, über den modernen Begriff der Nachhaltigkeit reden, der in vielen Wissenschaften ein Schlüsselbegriff geworden ist, und das aus gutem Grund. So können wir uns fragen, ob Homöopathie eine nachhaltige Heilmethode sei? Wenn wir uns den äußerst sparsamen Verbrauch an Ressourcen anschauen (noch weniger als C 10.000 geht ja wohl kaum, haha), dann ist das sicherlich der Fall. Aber ist die Homöopathie auch nachhaltig im Sinne von Hahnemanns „dauerhafter Wiederherstellung der Gesundheit" (§2)? Wie können unsere Heilungen dauerhaft sein, wenn wir unsere PatientInnen anschließend in die gleichen Umstände zurückschicken, die sie überhaupt krank gemacht haben? Eine nachhaltige Heilmethode – oder, mit Hahnemanns Worten, eine, die auf dauerhafte Wiederherstellung der Gesundheit abzielt – muß sich auch den größeren Kontext anschauen und in Rechnung stellen.

§ 4 – Er ist zugleich ein Gesundheit-Erhalter, wenn er die Gesundheit störenden und Krankheit erzeugenden und unterhaltenden Dinge kennt und sie von den gesunden Menschen zu entfernen weiß.

Wenn wir diesen weiteren Paragraphen aus dem Organon als HomöopathInnen, Ärztinnen, Therapeuten oder HeilerInnen wirklich ernst nehmen, dann sind wir offenbar nicht nur berufen, die Symptome und Personen gesund zu machen, sondern „die Gesundheit störenden und Krankheit erzeugenden und unterhaltenden Dinge“ zu kennen und zu beseitigen. Das ist in der Tat eine gewaltige Aufgabe; man könnte sagen, DIE Aufgabe unserer Zeit, und ganz sicher viel zu groß für einzelne. Deshalb sind wir auch berufen, als eine Gemeinschaft daran teilzunehmen und uns den vielen anzuschließen, die bereits daran arbeiten. Nur dann können wir uns mit Recht als „Gesundheit-Erhalter“ bezeichnen.

Hahnemann spricht hier ausdrücklich nicht von den Kranken wie in §1, sondern von „gesunden Menschen“, denen gegenüber die Homöopathen diesen Dienst zu erbringen haben. Sie sollen also dafür sorgen, dass die Menschen in einem gesunden Zustand bleiben können, bevor eine Krankheit überhaupt ins Spiel kommt.

Die verschmutzte Luft, die wir atmen, das Plastik, das wir ständig mit der Nahrung aufnehmen, die Zerstörung, die wir ständig sehen müssen, das Leiden der zahllosen Lebewesen, das unser Unterbewusstsein permanent wahrnimmt, sind sicherlich viel größere „Heilungshindernisse“ als Kaffee oder die falsche Zahncreme. Um gute HomöopathInnen, gute HeilerInnen zu sein, müssen wir den ganzen Kontext sehen und unsere Verantwortung darin übernehmen: das ganze System gesund zu machen und zu erhalten.

2 – Was bedeutet die Wahrnehmung dieser Krise für die öffentliche Rolle der Homöopathie?

Beim Thema Krise können wir auch einen Blick auf die Krise werfen, in welcher sich die Homöopathie selbst gerade (2019) befindet. Nach einem großen Boom aller alternativen Lebens- und Heilweisen in den 80er- und 90er-Jahren erleben wir gerade einen allgemeinen Rückgang und zusätzlich eine besondere Feindseligkeit gegenüber der Homöopathie.

Als immer mehr Kritik (oder besser Pseudo-Kritik) an der Homöopathie laut wurde, reagierten viele der betroffenen ÄrztInnen und HeilpraktikerInnen zunächst mit: Wir müssen besser arbeiten, wir müssen unsere Methode genauer befolgen, wir müssen mehr geheilte Fälle publizieren, wir müssen alle mit einer Stimme sprechen, wir müssen mehr wissenschaftliche Nachweise erbringen, usw. – Der Punkt ist nur: Selbst wenn sie das schaffen würden, ja, selbst wenn sie *alles* davon schaffen würden, würden es die Gegner der Homöopathie nicht einmal bemerken. Sie wären auch gar nicht daran interessiert, weil sie an einer echten Diskussion auf Augenhöhe sowieso nicht interessiert sind oder an einem gegenseitigen Verständnis der jeweiligen Argumente.

Zum tatsächlichen Hintergrund: In der zweiten Hälfte des letzten Jahrhunderts ging es der materialistischen Weltanschauung ziemlich gut, die Technik entwickelte sich rasch, die letzten weißen Flecken des Planeten wurden der industriellen Nutzung und Ausbeutung unterworfen, Öl und Minerale gab es noch in Fülle, die Wirtschaft blühte überwiegend, und nur die gut Informierten wussten um die näher rückenden Katastrophen. In einer solchen Atmosphäre konnte es sich das materialistische Establishment bequem leisten, einen kleinen Haufen Spinner zu ertragen, die von Ganzheitlichkeit und alternativem Leben redeten, von Love not War, und die esoterische Heilkünste wie die chinesische Medizin, Schamanismus oder Homöopathie bevorzugten.

Je deutlicher es aber wurde, dass die gängige Art, mit unserem Planeten und mit den menschlichen Gemeinschaften umzugehen, zu einer globalen Krise führen würde, um so intoleranter wurde das System. Jetzt stehen wir nach einer langen liberalen Phase einem massiven ideologischen Rollback gegenüber, und die Homöopathie leidet unter den gleichen Rückschlägen wie alle anderen alternativen Bereiche auch.

Ganz offensichtlich geht es nicht darum, dass die Homöopathie ihre Qualität nicht beweisen kann. Vielmehr geht es darum, dass sie vom Establishment als gefährlich ausgemacht worden ist, sowohl in philosophischer wie auch – viel schlimmer – in wirtschaftlicher Hinsicht. Was würde wohl passieren, wenn das medizinische Establishment zugäbe, dass es eine medizinische Alternative gibt, die sehr effektiv ist und sehr billig und die überall auf der Welt leicht zu praktizieren ist und auf einem ganz anderen Verständnis von Krankheit und Gesundheit beruht? Glauben Sie wirklich, das würde jemals zugegeben oder auch nur angedeutet werden?

Wenn also all unsere bisherigen Bemühungen um Anerkennung uns nicht dahin gebracht haben, wohin wir wollten, dann geht es nicht darum, uns noch mehr zu bemühen, sondern darum zu begreifen, dass wir uns in die falsche Richtung bewegt haben. Wenn wir uns unsere übermächtigen Gegner anschauen, die selbsternannten Wächter des szientistischen Dogmas, die Pharma-Konzerne und die Gesundheitspolitik, dann sollten wir uns nicht fragen, was wir falsch gemacht haben, um deren Animosität zu provozieren, sondern wir sollten sehen, dass wir etwas sehr Wesentliches richtig gemacht haben müssen. Sich die Feindschaft derer zu verdienen, die unsere Gesundheit ruinieren, die unseren Planeten vergiften und Profit über Solidarität stellen, ist ein gutes Zeichen, dass wir für die gegenteiligen Werte stehen und auch so wahrgenommen werden. Das bedeutet schlicht und einfach, dass unsere Bemühungen, von der Schulmedizin anerkannt zu werden, zum Gegenteil dessen führen werden, was wir erreichen wollen: Je besser wir die Qualität der Homöopathie beweisen können, um so vehementer wird man uns bekämpfen, weil unsere Weltsicht den vorherrschenden Mächten genau zuwider läuft.

Für die Homöopathie wird es nur ein Weg sein, mit denjenigen zu sprechen, die ein offenes Interesse haben, und sich an die breite Öffentlichkeit zu richten, die ihr zu einem erheblichen Teil noch gewogen ist. Und wenn sich herausstellt, dass die Massenmedien zu stark von Materialisten beeinflusst oder gar in ihrem Besitz sind, um in fairer Weise über ganzheitliche Medizin zu berichten, dann muß der Weg über die sozialen Medien führen und über eine klügere und wirksamere Art sie einzusetzen.

Auf lange Sicht werden wird sich die ganzheitliche Medizin als Vorreiter einer wachsenden und umfassenderen Sicht der Welt und der Gesundheit erweisen. Nicht die moderne Wissenschaft ist gegen sie, sondern nur ein dogmatisches und szientistisches Missverständnis derselben. Die Wissenschaft ist ihr grundsätzlich gewogen. Klares Denken und die Errungenschaften der Aufklärung sind die Grundlage homöopathischer Arbeit. Wir können uns entspannen und darauf vertrauen, dass sich die Wahrheit auf die Dauer immer durchsetzen wird.

3 – Wie können HomöopathInnen einen Beitrag zur Heilung der globalen Krise leisten und wie kann dieser konkret aussehen?

Im 20. Jahrhundert lebten wir lange mit der Metapher, es sei fünf vor Zwölf, was die Umweltsituation angeht. Jetzt, im 21. Jahrhundert ist es schon nach Zwölf. Wir sind bereits zu weit gegangen, und wir wissen, dass die Folgen unserer vergangenen Entscheidungen uns einholen werden, ganz gleich, was wir jetzt tun oder lassen. Wir können allenfalls die Folgen lindern oder verschlimmern. Der Klimawandel ist bereits in vollem Gange, das Öl und andere Ressourcen werden schon knapp, Wasser wird sich in Kürze als eines der größten Probleme erweisen, und wir sehen eine Wirtschaftskrise auf uns zukommen, gegen die die letzte von 2008 nur ein kleines Vorspiel gewesen ist.

Wie würde eine "Behandlung" der Weltprobleme nach homöopathischen Prinzipien aussehen? Was können wir aus unseren Erfahrungen mit Individuen im Hinblick auf die Lösung der aktuellen Krisen lernen? Die Prinzipien müssen die gleichen sein, denn was wir in der Homöopathie anwenden, ist nur ein Spiegel der Gesetze, nach denen auch sonst die Welt funktioniert. Wie also können wir eine Welt in der Krise „behandeln“? Natürlich habe ich keine Antwort auf diese Frage, aber ich halte es für unsere Verantwortung, mit dem Stellen dieser Frage zu beginnen: Worin kann unsere aktive Rolle in diesem Prozess bestehen?

Eines ist klar zu erkennen: Es liegt nicht auf dem homöopathischen Weg zu bekämpfen, was wir nicht wollen, sondern das zu repräsentieren, was wir verbreiten wollen und zugleich den kranken Zustand in der Form/Metapher/Vorstellung/Wesenhaftigkeit eines Arzneimittels zu spiegeln. Die Existenz der Homöopathie an sich ist schon ein Modell dafür, wie eine ganzheitliche Lösung der globalen Probleme aussehen könnte. Und im medizinischen Bereich ist es nicht nur eine Metapher, sondern ein tatsächlicher Teil der Lösung. Zusammen mit einigen Errungenschaften der modernen Medizin wird die Homöopathie eine wesentliche Rolle in einer zukünftigen Medizin zu spielen haben, ebenso wie die Ansätze anderer Kulturen.

Welche praktische Bedeutung können diese Überlegungen haben? Was kann Homöopathie für die Welt und in der Welt bedeuten?

1: HomöopathInnen verfügen über einen riesigen Erfahrungsschatz im ganzheitlichen und wirksamen Umgang mit Krisen. Auf jeden Fall können sie bezeugen, dass jede Krise auch eine Chance und oftmals die bestmögliche Chance für eine Veränderung sein kann. Sie könnten also kreativ werden und ihre Strategien im Umgang mit Krisen auf politische Verhältnisse anwenden und Lösungen finden, wo keine sichtbar scheinen. Sie haben das Wissen und die Erfahrung, dass ein Problem nur eine auf den Kopf gestellte Lösung ist.

2: Da wir uns gewöhnlich nicht in der Lage befinden, die Lebensumstände unserer PatientInnen zu verändern – ihre entfremdete Arbeit, ihre dysfunktionalen Familien, die diskriminierende Gesellschaft oder eine lebensfeindliche Umwelt –, können wir sie wenigstens auf diese Faktoren aufmerksam machen. Wir können sie von der Vorstellung befreien, ihre Erkrankung sei ihr eigener Fehler und sie müssten sich nur etwas mehr anstrengen, um gesund zu werden, oder die bessere Heilmethode finden oder die stärkere Pille schlucken. Die Wirklichkeit zu sehen, wie sie ist, bildet immer einen ersten wichtigen Schritt zu mehr Gesundheit.

3: Um mit unserem Anliegen glaubhaft zu wirken, müssen wir auch selbst Konsequenzen ziehen und unser Leben anders einrichten. Ich kenne so viele KollegInnen, die rund um die Uhr in ihrer Praxis arbeiten und noch Sonntag nachts um zwei eine Email sofort beantworten, die selbst bis auf die Knochen ausgebrannt sind, die sich keine Zeit für Spaziergänge, Sport, die Familie oder für Kreativität nehmen, weil sie noch „Fälle lösen" müssen – alle Fälle, außer ihrem eigenen. Wie glaubwürdig wirkt es, dann über ganzheitliche Gesundheit zu reden?

4: Wir sollten uns als Teil eines großen und vielgestaltigen Netzwerks und einer Gemeinschaft sehen, die am Aufbau einer anderen Gesellschaft arbeitet. MedizinerInnen befinden sich in einer sehr privilegierten Position und haben großen Anteil am Reichtum dieser

Gesellschaft. Davon sollten wir uns aber nicht verführen lassen zu glauben, dass wir unseren „höchsten Beruf“ ausüben und gleichzeitig von diesen Privilegien profitieren können. Unser eigentlicher Platz ist in der Gegenkultur, bei den alternativen Netzwerken, die für einen gesünderen Planeten und eine vernünftige, gerechte und menschliche Gesellschaft arbeiten, lieben, kämpfen, heilen, diskutieren, denken und schreiben.

5: Um das System wieder gesund zu machen, braucht die Homöopathie keine Anerkennung seitens einer entfremdeten Sicht der Welt und der Medizin. Und es hilft uns auch nicht, uns in die Defensive drängen zu lassen, uns oder unsere Heilungserfolge oder unsere Wissenschaftlichkeit zu rechtfertigen. Die Homöopathie kann viele Bedürfnisse einer modernen und globalen Medizin erfüllen und passt zu der Art, wie wir über Gesundheit, Schmerz, Krankheit und Tod denken müssen, wenn die Menschheit diese Krise überleben möchte. Wir wären gut beraten, dies alles aktiv zu verbreiten und dafür Verbündete dort zu suchen, wo wir sie auch finden können. Und das ist eher nicht in der etablierten Schulmedizin, sondern in den vielen Gruppen und Netzwerken der Fall, die ebenfalls um die Gesundheit des Planeten und der Gesundheit bemüht sind.

Was uns also helfen wird, ist nicht, weniger homöopathisch zu sein und uns an die gängigen Denkschemata anzupassen und „komplementär“ zu ihnen zu werden, sondern in allen Lebensbereichen *mehr* homöopathisch zu werden.

6: So wie unsere PatientInnen Teil eines größeren Ganzen sind, so ist auch die Kunst und Wissenschaft der Homöopathie Teil einer größeren Bewegung; und war dies von Anfang an, wenn wir uns die Biografie ihres Begründers anschauen.[96] An dieser größeren Bewegung für eine alternative und nachhaltigere Lebensweise, Wirtschaft, Wissenschaft und Politik aktiv teilzunehmen, macht uns zu einem Teil eines riesigen Netzwerks von Menschen, die unsere Dienste brauchen und wünschen. Während wir den Boden bereiten, auf dem auch die Homöopathie weiter gedeihen kann, werden wir auch für die vielen sichtbar, die unsere medizinische Hilfe brauchen können und uns vertrauen würden.

7: ÄrztInnen, TherapeutInnen und HeilerInnen befinden sich in einer besonderen Lage, weil sie etwas zu geben haben: Sie tragen bei zur Wiederherstellung der Gesundheit, zur Linderung von Schmerzen und zum Abbau von Stress. Deshalb werden unsere PatientInnen uns zuhören, wenn wir ihnen bewusst machen, dass unser Angebot nur ein kleiner Teil eines umfassenden Heilungsprozesses sein kann, auf den sie sich einlassen müssen und dass die Große Heilung nur eine globale sein kann. Wir finden bei vielen Menschen Gehör, die sich ansonsten nur wenig für die Stimme der globalen Gemeinschaft interessieren würden. Lasst uns dieses Privileg verantwortungsvoll nutzen.

Die Zukunft der Homöopathie wird davon abhängen, ob unser homöopathisches Wirken, unser *homoios-pathein*, unser Mit-Gefühl, auf die ganze lebendige Welt ausgedehnt werden kann und damit die Homöopathie zu dem wird, als was sie von Anfang an gedacht war.

Wie alle anderen ganzheitlichen Therapie-Methoden, die in der schamanischen oder hermetischen Tradition wurzeln, bezieht sich die Homöopathie auf alle Aspekte, die sie zu einer ganzheitlichen Arbeit und zu einer Arbeit am Ganzen machen, damit sich „unser inwohnende, vernünftige Geist sich dieses lebendigen, gesunden Werkzeugs frei zu dem höhern Zwecke unsers Daseins bedienen kann." (§9).

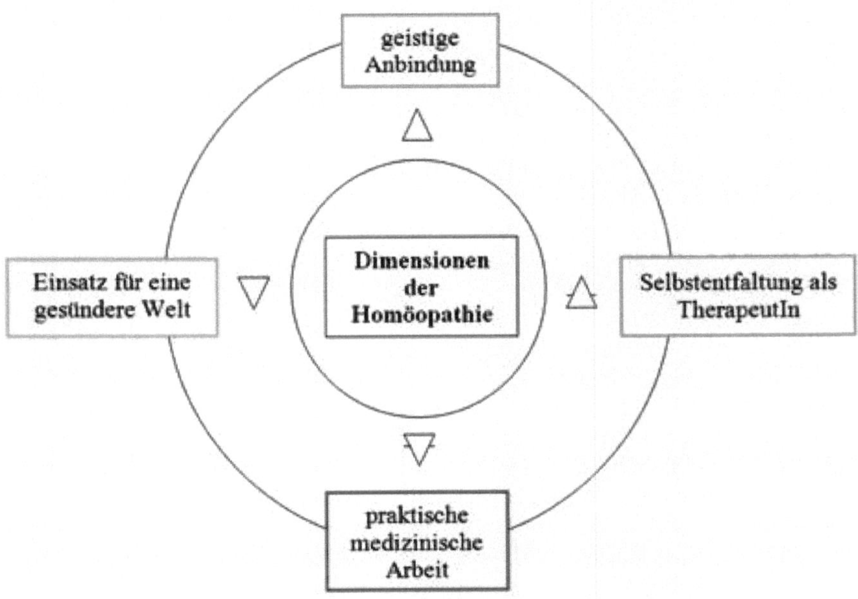

Glossar homöopathischer Fachbegriffe

(zu einzelnen Begriffen, Zusammenhängen und Biografien siehe auch www.FreeWiki.eu, die Enzyklopädie mit ganzheitlicher Perspektive)

Ähnlichkeitsgesetz, -regel, s. 1. Kapitel
akute Krankheit s. Miasmen

Allopathie, (bei Hahnemann noch: Allöopathie) ist der von Hahnemann geprägte Gegenbegriff zur Homöopathie. Allerdings hat der Begriff eher polemischen als sachlichen Wert, denn es ist wenig sinnvoll alle nicht homöopathischen Heilweisen unter einem Wort zu subsummieren. Vom Wort her bedeutet Allopathie: Heilung durch Anderes (im Gegensatz zum Gleichen / Homöo-).

Anamnese ist das Gespräch zwischen HomöopathIn und PatientIn zur Feststellung aller für die Verordnung eines Arzneimittels wichtigen persönlichen Einzelheiten. Neben diesen ist sicherlich der Eindruck, bzw. die im Gespräch entstehende Atmosphäre ebenso wichtig. Das Wort Anamnese kommt aus dem Altgriechischen und bedeutet sinngemäß: aus dem Vergessen zurückholen.

Antidotierung bedeutet die Aufhebung oder Schwächung der Wirkung eines homöopathischen Arzneimittels durch bestimmte unverträgliche andere Substanzen (Kaffee, Essig) unabsichtlich; oder absichtlich durch ein anderes homöopathisches Mittel, wenn eine Wirkung oder Arzneimittelprüfung unterbrochen werden soll. Wenn die homöopathische Behandlung sich bemüht, die Lebenskraft anzuregen, dann kommt es auch darauf an, wie die Reaktionsbedingungen sind. Die Reaktionsmöglichkeiten zur Ausheilung eines Lungenleidens (um ein sehr einfaches Beispiel zu wählen) sind natürlich bei einem Raucher stärker eingeschränkt. Viele HomöopathInnen gehen mit Hahnemann auch davon aus, dass eine Reihe von Nahrungs- und Genussstoffen die homöopathischen Heilmöglichkeiten stark beeinträchtigen können. Ganz oben auf dieser Liste steht der Kaffee, den es um jeden Preis zu meiden gilt, aber auch Pfefferminze und alle anderen ätherischen Öle, vielfach auch Essig oder Tee. Vermutlich weil Hahnemann selbst geraucht hat, gehört Tabak nicht zu den verpönten Stoffen. Der Umgang mit diesen „Antidoten“ ist bei verschiedenen HomöopathInnen unterschiedlich streng. Manche beachten sie kaum; andere geben ihren PatientInnen penible Verhaltensmaßregeln mit. Natürlich kann jemand, der seinen Energiehaushalt ständig mit Drogen wie Kaffee, Alkohol oder Nikotin durcheinanderbringt, nicht auf die Dauer gesund sein – diese Erkenntnis hat gar nichts mit Homöopathie zu tun. Aber wenn schon Pfefferminztee oder jede Art von Küchengewürzen (denn diese zählt

Hahnemann auch zu den Antidoten) ein homöopathisches Mittel unwirksam machen würden, dann könnten wir die meisten Menschen gar nicht behandeln. Die Erfahrung vieler KollegInnen zeigt, dass nur selten und im Einzelfall ein Mittel durch irgendeinen Einfluss antidotiert wird. Ein gut gewähltes homöopathisches Mittel wirkt relativ unabhängig von solchen äußeren Begebenheiten. (s. auch Fußnote 59)

Arzneimittellehre, Reine. Die Reine Arzneimittellehre ist eine Auflistung aller in homöopathischen Arzneimittelprüfungen gewonnenen Einzelsymptome, ohne ihre Deutung oder Umschreibung. Insbesondere ist damit Hahnemanns selbst verfasstes mehrbändiges Werk gemeint.

Arzneimittelprüfung siehe Abschnitt im 1. Kapitel

Aude sapere war Hahnemanns Motto (*Wage, zu wissen/weise zu sein*; oder in seiner eigenen Übersetzung: *Habe das Herz, Einsicht zu haben*). Es gibt auch heute noch eine Reihe von HomöopathInnen, die die Ausführungen Hahnemanns für der Weisheit letzten Schluss im buchstäblichen Sinne halten. Homöopathische Forschung besteht für sie in möglichst getreuer Textauslegung gemäß Hahnemanns Satz: Macht´s nach, aber macht´s genau nach. Sicherlich hatte Hahnemann solche unduldsamen und dogmatischen Züge. Aber dass er selbst vor allem ein großer Reformator und vorwärts drängender, unabhängiger Denker war, bleibt in dieser Sicht des Gründers außen vor. Aus solchem Ansatz würde eine sektenartige Homöopathie entstehen, deren Entwicklung mit ihrem Beginn schon wieder zu Ende wäre und die ihrem Begründer keinen Gefallen tut. Deshalb folgen die meisten BehandlerInnen seinem Motto „Aude sapere", welches seiner Grundhaltung und seinem Lebenswerk viel eher gerecht wird.

Bach, Edward (1886–1936) war ein britischer Homöopath, der sich besonders um die Entwicklung von Nosoden (s.dort) verdient gemacht hatte. Er wollte dann, angesichts der Kompliziertheit homöopathischer Arzneimittelfindung, ein System schaffen, mit Hilfe dessen auch Laien auf einfache Weise die verschiedenen Leiden und Befindensstörungen des Alltags behandeln konnten. Er ließ sich intuitiv zu insgesamt 38 verschiedenen Heilpflanzen führen, die er zu den Essenzen der Bachblüten-Mittel zubereitete, indem er ihre Blüten in Quellwasser dem Sonnenlicht aussetzte. Die Methode verbreitete sich im Laufe des Jahrhunderts weit und wurde von anderen Behandlern um weitere Blüten ergänzt. Trotz mancher oberflächlicher Übereinstimmungen, hat die neue Heilweise Bachs doch wenig mit der Homöopathie gemeinsam. Er stützt sich nur auf persönliche Eingebung, nicht aber auf Erfahrung und Arzneimittelprüfungen. Es wird nicht auf der Grundlage der Simileregel verordnet, sondern eher allopathisch. Und die Substanzen sind nicht potenziert.

Bachblüten, s. Bach

Bönninghausen, Clemens M.F.von (1785-1864) war derjenige Schüler, von dem Hahnemann – neben seiner Frau Melanie – am meisten hielt. Bönninghausen erarbeitete eines der ersten Repertorien und gab eine Reihe anderer Schriften heraus. Typisch für seinen homöopathischen Stil ist, sich überwiegend an den Modalitäten und Allgemeinsymptomen zu orientieren.

C – Potenz, s. Potenzierung

Causa wird in der homöopathischen Anamnese eine eindeutige Ursache für einen kranken Zustand genannt. Wenn mir etwa ein Stein auf den Kopf fällt, gilt dies als eine Causa im homöopathischen Sinne. Hierunter werden allerdings nur sehr unmittelbare und leicht erkennbare Einwirkungen verstanden, die zu einem eindeutig damit beginnenden Zustand führen. Die Idee, eine Causa als etwas Besonderes von anderen Hintergründen einer Erkrankung zu unterscheiden, beruht darauf, dass diese als einzige echte Außeneinwirkung gilt. Ein durch eine „Causa" entstandener Zustand lässt sich mit einem einzigen Mittel beheben.

chronische Krankheit s. Miasmen

D – Potenz. Potenzierung durch Verdünnung im Verhältnis 1:10 und Verschüttelung. D-Potenzen liegen erst ab der Potenzhöhe D 24 im immateriellen Bereich (C-Potenzen schon ab C 12). Die D-Potenzen sind eine mitteleuropäische Sonderentwicklung der ersten Jahrhunderthälfte als Konzession an das naturwissenschaftliche Denken. In ihnen „ist mehr drin". Homöopathisch ist diese Herstellung nicht sinnvoll und hat sich auch nicht durchgesetzt. In deutschen Apotheken, besonders in Komplexmitteln (s.dort) werden noch viele D-Potenzen eingesetzt. Aber mit der zunehmenden Internationalisierung der klassischen Homöopathie verschwinden sie langsam wieder.

Dynamis ist Hahnemanns Ausdruck für die „geistartige Lebenskraft", wie er sagt. Diese Kraft ist auf verschiedenste Art benannt worden als Vitalprinzip, Ätherkraft, Od, Prana, Chi, Ki, animalischer Magnetismus. Es handelt sich um die Kraft, die alles Lebendige durchzieht und die wir mit allen Lebewesen gemeinsam haben. Ohne ihr Wirken unterliegt der physische Körper nur den Gesetzen der Chemie und verwest.

Erstreaktion, -verschlimmerung, s. 1. Kapitel, Abschnitt Heilungsverlauf

Follow up ist die Bezeichnung für die Folgetermine nach der Anamnese, in welchen die Wirkung des gegebenen Mittels zu beurteilen und eventuell eine Zweitverschreibung festzulegen ist.

Globuli. Als Globuli (Singular: Globulus), zu deutsch Kügelchen, werden die Streukügelchen aus reinem Zucker bezeichnet, die meist als Träger der homöopathischen Arzneimittel dienen. Der letzte Herstellungsschritt einer Arznei besteht darin, dass die in Lösung befindliche gewünschte Potenz auf solche Streukügelchen aufgesprüht wird. Sie lassen sich gut und lange aufbewahren und erleichtern die Dosierung. Die Größe dieser Globuli variiert zwischen den Herstellerfirmen und spielt für die Verordnung und Dosierung keine Rolle. Auch die Anzahl der verabreichten Globuli ist für den Heilerfolg unwichtig. Da es sich um Information und nicht um Materie oder Energie handelt, sind zehn Globuli so wie zehn Kopien des gleichen Gedichts. Wenn es stimmt, reicht eines. Aus psychologischen und Gewohnheitsgründen geben die meisten BehandlerInnen zwischen 3 und 10 Globuli.

Hahnemann, Melanie (1800-1878, geb. Marquise Marie Mélanie d´Hervilly) war Hahnemanns zweite Frau, mit der er in den letzten zehn Lebensjahren gemeinsam die Praxis in Paris führte. Er bezeichnete sie als seine beste Schülerin. Leider konnte sie als Frau ohne ärztliche Approbation nach seinem Tode nur unter großen Schwierigkeiten weiter praktizieren. Ihr Schicksal ist in dem Buch „Eine homöopathische Liebesgeschichte" gut beschrieben.

Hahnemann, Samuel Begründer der Homöopathie. Siehe Kasten im ersten Kapitel.

Hering´sche Regel nennt man die häufige Beobachtung, dass ein Heilungsprozess von innen nach außen, von wichtigen zu weniger lebenswichtigen Organen, von oben nach unten und in der chronologischen Folge rückwärts verläuft. Die kurzfristige Wiederkehr alter Symptome wird also ebenso als ein Zeichen eines erwünschten Heilungsprozesses gewertet wie die Verschiebung der Symptomatik in die oben genannten Richtungen, also etwa von der Lunge auf die Haut, vom Bauch zu den Füßen.

Hierarchisierung ist eine Arbeitstechnik homöopathischer TherapeutInnen, um eine Ordnung in die Fülle der in der Anamnese genannten Symptome zu bringen.

Hochpotenz werden – je nach Schule unterschiedlich – entweder die Potenzen genannt, deren Verdünnungsgrad höher ist als die Avogadro´sche Zahl, also über D 24 oder C 12. Oder aber es sind Potenzen gemeint, die höher sind als die üblichen, die also oberhalb von C 30 und C 200 liegen.

Homöopathische Impfung ist ein häufig auftretender, moderner Begriff, der aber mit Homöopathie nichts zu tun hat und dessen zugrundeliegende Idee den homöopathischen Regeln widerspricht. Vorbeugend ist Homöopathie nicht möglich, da sie immer von auftretenden Symptomen ausgeht. Bei diesen sogenannten homöopathischen Impfungen wird einfach die Nosode (s.dort) der zu impfenden Krankheit gegeben und soll vor deren Auftreten schützen. Es gibt weder für noch gegen dieses Verfahren irgendwelche gesicherten Kenntnisse. Jedenfalls handelt es sich nicht um eine Form der Homöopathie.

Isopathie ist eine Heilweise von „Gleichem mit Gleichem" (Homöopathie heilt mit „Ähnlichem"), etwa wenn ich gegen eine Tuberkulose die Nosode Tuberculinum geben würde. Impfen ist auch ein isopathisches Prinzip.

Kent, James Tyler (1849 – 1916) kann wohl als der einflussreichste Homöopath nach Hahnemann betrachtet werden. Von ihm stammt das wichtigste Repertorium der homöopathischen Arzneimittel, von ihm stammt auch die am häufigsten verwendete Potenzenreihe in der Verordnung: C 30, C 200, C 1000, C 10000, und von ihm stammen bis heute maßgebliche Werke über Materia medica und homöopathische Philosophie. (s. auch Kasten „Geschichtliche Verbindungen...")

Klassische Homöopathie. Als „klassisch" wird allgemein die Form der Homöopathie bezeichnet, die sich genau an die von Hahnemann aufgestellten Gesetze und Regeln der Therapie hält. Dabei gibt es ein gewisses Spektrum zwischen den TherapeutInnen, die sich eher an Hahnemanns Satz „Macht´s nach, aber macht´s genau nach." halten, und denen, die sich mehr mit seinem Leitspruch „Wage es, weise zu sein" (*aude sapere*) wohlfühlen und – wie Hahnemann selbst – kritisch weiter forschen und die Methode entwickeln. Praktisch gesehen erkennen Sie „klassisch" arbeitende HomöopathInnen gewöhnlich daran, dass sie nur ein Arzneimittel zu einer Zeit geben, dass sie gründliche und ausführliche Anamnesen durchführen, dass sie nicht mehrere Methoden mischen und dass sie sich auf genaues Beobachten und Zuhören stützen und nicht auf Spekulationen.

Komplexmittel nennt man Arzneimittel, die aus einem Gemisch potenzierter Stoffe bereitet werden. Diese werden aufgrund ihres Bezugs zu bestimmten Organen ausgewählt und nach schulmedizinischen Kriterien, also ohne Berücksichtigung des Simile-Prinzips verabreicht. Im Grunde hat die sogenannte Komplexmittel-„Homöopathie" nichts mit der Homöopathie Hahnemanns zu tun.

Konstitutionsbehandlung ist ein sehr gebräuchlicher, aber sehr missverständlicher Begriff, der nicht wirklich aus der homöopathischen Theorie stammt. Gemeint soll damit meist eine Art grundlegender Behandlung sein, die über die konkrete Symptomatik hinausgeht. In der klassischen Homöopathie wird aber nach Möglichkeit von bestehenden Symptomen ausgegangen. Gibt es keine eigentümlichen, individuellen Symptome oder Modalitäten, sondern nur sehr allgemeine Krankheitszeichen, dann kann man manchmal zunächst nur versuchen, anhand der „Konstitution" dieses Menschen zu verschreiben. Dabei kommen natürlich dann nur wenige, gut bekannte Mittel in Frage, für die eine solche, oft etwas klischeehafte Konstitution bekannt ist (Beispiel: Nux vomica ist das typische HB-Männchen mit Stress-Symptomen). Insofern ist die „konstitutionelle Verschreibung" im strengeren Sinne eine dritte Wahl mangels guter Kriterien. Viele PatientInnen kommen sogar mit dem Anliegen in die Praxis: „Ich bin eigentlich gesund, aber ich wüsste gern mein Konstitutionsmittel." – etwa wie mein Sternzeichen: Pulsatilla sucht Aurum.

Lebenskraft, s. Dynamis
LM – Potenz, s. Potenzierung
Magnetisieren bedeutet die direkte Übertragung von Lebenskraft von einem Menschen auf einen anderen. Der von Franz Anton Mesmer (1734-1815) geprägte Begriff beruht auf der zu seiner Zeit gängigen wissenschaftlichen Vorstellung, es gäbe einen engen Zusammenhang oder eine Identität zwischen der Vitalität und dem Magnetismus. Zur Unterscheidung wurde zum Teil vom animalischen Magnetismus oder auch Zoomagnetismus gesprochen. Diese Verbindung führte wohl auch dazu, dass Hahnemann Arzneimittelprüfungen mit der Wirkung von Magneten auf den menschlichen Körper durchführte. Hahnemann war ein überzeugter Verfechter der Heilwirkung des Magnetisierens und empfahl die Kombination mit der homöopathischen Therapie. Allerdings folgten ihm darin bis heute nur wenige seiner Schüler.
Masi-Elizalde, Alfonso (geb.1932) ist ein argentinischer Homöopath, der durch eine neue Interpretation des „transzendentalen Kernes“ einzelner homöopathischer Arzneimittel auf der Basis der Lehre Thomas von Aquins großen Einfluss gewonnen hat. Und Masi sieht in den drei Miasmen nur verschiedene Stadien und Strategien der Psora.
Mesmerismus, s. Magnetisieren
Miasma, pl. Miasmen nennt Hahnemann die drei chronischen Krankheiten, die er für die „Urübel“ menschlichen Leidens hält: Psora (Krätze), Sykosis, Syphilis. Hahnemanns Vorstellung war, dass chronisches Kranksein sich durch Ansteckung im Körper festsetzt und selbst durch eine korrekte homöopathische Akutbehandlung nicht auszuheilen ist, das heißt sich in immer neuen Symptomen wieder meldet. Die meisten auftretenden Leiden seien nur unterschiedliche Äußerungsformen dieser drei chronischen Grunderkrankungen, der Miasmen. Als akute Erkrankung im homöopathischen Sinne kann nur eine solche gelten, die nicht miasmatisch begründet ist, sondern als in sich abgeschlossene Einheit auftritt und durch eine Mittelgabe vollständig auszuheilen ist. Eine echte akute Krankheit heilt ohne heilende Maßnahme entweder von allein und ohne Folgen aus oder führt zum Tode. Fast alle im üblichen Sinne akut auftretenden Gesundheitsstörungen würden homöopathisch jedoch als Aufflackern des chronischen Grundübels eingestuft.
Modalitäten sind die besonderen Begleitumstände, unter welchen ein Symptom auftritt. Für die homöopathische Arzneimittelwahl ist es sehr wichtig, ob ein Schmerz immer morgens oder immer abends auftritt, ob er durch Wärme besser oder schlechter wird, usw.
Niedrigpotenz, s. Hochpotenz
Nosoden sind homöopathische Arzneimittel, die aus Krankheitserregern gewonnen werden. Abgetötet und in hohen Potenzen sind diese natürlich nicht

ansteckend. Die wichtigsten Nosoden sind Tuberculinum, Medorrhinum, Psorinum, Syphilinum.

Organon meint als Abkürzung gewöhnlich Hahnemanns theoretisches Hauptwerk, welches in der ersten Ausgabe „Organon der rationellen Heilkunde“ und später „Organon der Heilkunst“ hieß.

Palliation (adj.: palliativ) ist die Bezeichnung für eine medizinische Behandlung, die aufgrund eines fortgeschrittenen Krankheitszustandes nicht mehr die Heilung zum Ziel hat, sondern nur zu lindern versucht.

Placebo (lat.: ich werde gefallen) ist der übliche Begriff für eine Scheinarznei. Als Placebowirkung wird bezeichnet, dass sich ein großer Teil von Heilmitteln auch durch eine als medizinisch unwirksam geltende Substanz ersetzen lassen, ohne dass die Wirkung gemindert wird. Der Placeboeffekt liegt bei allen bisher untersuchten Heilmethoden, schulmedizinischen wie alternativen, je nach Ansatz der Untersuchung zwischen 40 und 60 Prozent. Interessanterweise gibt es keinen Zusammenhang zwischen Placeboeffekt und Suggestibilität der Versuchspersonen, was ja meist als Erklärung verwendet wird. – Häufig wird der Homöopathie vorgeworfen, sie beruhe nur auf Placebowirkungen, was sich aber durch eine Reihe von Studien widerlegen ließ. (s. Literatur zu naturwissenschaftlichen Studien und Ivanovas, Doppelblind)

Polychrest (griech.: viel gebraucht, oder auch: vielfach heilsam). Als Polychreste werden in der Homöopathie diejenigen Arzneimittel bezeichnet, die von den meisten Praktizierenden ständig verwendet werden: Sulfur, Pulsatilla, Calcium carbonicum, Lycopodium, Sepia, Natrium muriaticum und noch 30 bis 40 andere. Die sogenannten Kleinen Mittel sind weniger gut bekannt und werden seltener verwendet. Die Aufteilung ist in den letzten Jahren immer stärker umstritten und wird von vielen heutigen HomöopathInnen für zu willkürlich gehalten.

Potenz wurde von Hahnemann zunächst als sehr allgemeiner Begriff für alle Arten von Kräften und Einflüssen verwendet, von den Naturkräften, dem Wetter bis hin zur Krankheitsansteckung, zur Giftwirkung und auch zu Heilmitteln. Allerdings hat der Begriff seine Bedeutung im Laufe der homöopathischen Geschichte eingeschränkt auf Heilmittel, die mittels eines genau bestimmten Verfahrens dynamisch hergestellt werden – s. Potenzierung.

Potenzierung ist der Begriff, den Hahnemann ab 1827 für die Herstellung der homöopathisch wirkenden Arzneien benutzte. Zum Teil sprach er mit gleicher Bedeutung auch von „Dynamisieren“. Durch das abwechselnde Verdünnen und rhythmisches Verschütteln wurde einerseits die chemische Giftwirkung einer Arznei verringert und andererseits ihre geistartige Heilkraft verstärkt. Die Benennung von Potenzen erfolgt nach ihrer Herstellungsmethode. Wird pro Verschüttelung im Verhältnis 1:10 verdünnt, so spricht man von einer D-Potenz, wird 1:100 verdünnt von einer C-Potenz, wird 1:50000 verdünnt von einer Q- oder LM-Potenz. Die D-Potenzen haben sich im Lager homöopathischer Skeptiker entwickelt, die erreichen wollten, dass mehr Substanz erhalten bleibt. Sie unterscheiden sich in der Anwendung nicht erheblich von den C-Potenzen, haben sich aber nicht durchgesetzt. Die von Hahnemann verwendete Zubereitungsform ist die der C-Potenzen. Die Q-Potenzen entwickelte er erst gegen Ende seines Lebens, weil diese ihm sanfter zu wirken schienen. Diese werden gewöhnlich in kürzeren Abständen als die C-Potenzen und häufiger wiederholt.

Psora, s. Miasma

Q – Potenz, s. Potenzierung

Repertorium ist eine systematisierte Sammlung homöopathischer Symptome, um leicht nachschlagen zu können, für welche Arzneimittel dieses betreffende Symptom bekannt ist. Das bekannteste Repertorium hat Kent zusammengestellt. Heute gibt es erweiterte Fassungen. Das „Synthesis" und das „Complete" sind zur Zeit die umfangreichsten Repertorien, die auch als Computerprogramme zugänglich sind.

Schlüsselsymptome (*keynotes*) sind bewährte Symptome eines Mittels, auf die allein hin sich oft (aber längst nicht immer!) die Verschreibung eines Mittels lohnt.

Schüßler, Wilhelm H. (1821-1898) war ein Homöopath, der versuchte, die Homöopathie durch niedrig (D 6 und 12) potenzierte „Biochemische Funktionsmittel" zu vereinfachen, die sich an der Zellchemie orientieren. Weder die Art der Verschreibung (ohne Simile), noch die Vorstellungen von Krankheit und Gesundheit haben aber mit der Homöopathie zu tun.

Signaturenlehre wird eine Auffassung genannt, die die heilenden Qualitäten von Pflanzen an deren äußerer Form, an ihren Säften, Farben oder anderen unmittelbaren Eigenschaften feststellen will. Die Volksheilkunde hat sich solcher Analogien stets bedient. Allerdings ist die Signaturenlehre in der akademischen Medizin zu Hahnemanns Zeit derart degeneriert gewesen, dass er sich ausschließlich dagegen ausgesprochen hat. Viele moderne HomöopathInnen hingegen verwenden die Signaturen wieder, zumindest als Merkhilfe für komplexe Symptomenkombinationen.

Simile-Prinzip, s. 1. Kapitel

Simillimum bezeichnet das ähnlichst mögliche Arzneimittel für einen bestimmten Menschen, wogegen ein Simile einfach eines meint, das ähnlich genug ist, um eine befriedigende Heilwirkung zu erzielen. Die Wirkung des Simillimum ist sehr tiefgreifend und kann das ganze Leben verändern. Unbestritten ist unter PraktikerInnen, dass es nur sehr selten gelingt, das Simillimum eines Menschen zu finden.

Spagyrik ist eine alchemistische Methode zur Herstellung von Heilmitteln, die bis heute noch verwendet wird. Dabei geht es – ebenso wie beim

homöopathischen Potenzieren – darum, das Wesen einer Substanz, ihre Essenz oder ihren Geist von der Materie zu befreien.
Sykosis, s. Miasma
Syphilie, s. Miasma
Unterdrückung meint in der Homöopathie eine Behandlung, die Symptome zum Verschwinden bringt, ohne tatsächlich die Krankheit auszuheilen. Dies führt erfahrungsgemäß zu einer Verschiebung oder Verschlimmerung des ursprünglichen Leidens. Im Prinzip kann jede falsche Behandlung, auch eine homöopathische unterdrückend wirken.
Urtinktur ist die Ausgangssubstanz, von welcher aus die homöopathischen Arzneimittel verrieben und dann verschüttelt werden, sozusagen die Potenz Null. Eigentlich bezieht der Begriff Tinktur sich auf eine alkoholische Lösung, wird in diesem Zusammenhang aber auch allgemeiner gebraucht.
Verreibung ist der erste Schritt zur Herstellung einer homöopathischen Potenz. Hahnemann gibt vor, die ersten drei Potenzierungsschritte mittels Handverreibung des Ausgangsstoffes in Milchzucker durchzuführen und danach erst in alkoholischer Lösung zu verschütteln. Nur wenige Hersteller richten sich heute noch nach dieser Vorschrift.
Verschüttelung ist der wichtigste Teil der Herstellung von Potenzen. Hahnemann gibt an, das Fläschchen kräftig mit der Hand auf einen festen, aber elastischen Gegenstand zu schlagen, etwa ein ledergebundenes Buch. Für die unzähligen Verschüttelungsvorgänge, die bis zur Erstellung einer C 1000 oder gar 10.000 nötig sind, hat man in der Zwischenzeit natürlich eine Reihe von Maschinen erfunden. Die Meinungen darüber, ob eine maschinell hergestellte Potenz genauso wirksam sei, wie eine handverschüttelte, gehen auseinander. Tatsache ist jedenfalls, dass die meisten heute verkauften homöopathischen Heilmittel von Maschinen hergestellt werden. Im Zuge der Renaissance dieser Therapieform wächst aber auch die Zahl kleiner Apotheken und Laboratorien in aller Welt, die es sich zur Aufgabe gesetzt haben, homöopathische Potenzen – und auch Hochpotenzen – von Hand herzustellen, wie Hahnemann es angewiesen hat.
Vithoulkas, Georgos (geb. 1932) hat die moderne Homöopathie entscheidend geprägt, indem er den von Hahnemann schon festgestellten Vorrang der Gemütssymptome wieder hervorhob und indem er die Idee von „Essenzen“ der einzelnen Arzneimittel einführte. Seitdem bemühen sich viele HomöopathInnen die komplexen Arzneimittelbilder auf klare Grundstrukturen zurückzuführen oder auf ein grundlegendes Bild, aus welchen sich die meisten der Symptome ableiten lassen.
Wiederkehr alter Symptome, s. Hering´sche Regel

Literatur

Homöopathiegeschichte und -theorie

Apell, Rainer G.: Alchemistische Grillen oder: Die scientifische Erklärung, *wie dieß zugehe*. aus: AHZ Bd.244, 5/1999
ders.: Dove Diavolo, Messer Samuel, avete pigliate, tante coglionerie?; Anmerkungen zur Geschichte des Miasmenbegriffs. aus: AHZ Bd.243, 6/1998

Apell, Rainer G. (Hrsg.): Homöopathie zwischen Heilkunde und Heilkunst, Heidelberg 1997
ders. (Hrsg.): Der verwundete Heiler, Heidelberg 1995

Coulter, Harris L.: Hahnemann und die Homöopathie. Eine medizinhistorisch begründete Einführung in die Grundgedanken der homöopathischen Heilkunst, Heidelberg 1994

Dethlefsen, Thorwald: Schicksal als Chance – Das Urwissen zur Vollkommenheit des Menschen, München 1979

Dethlefsen, Thorwald u. Dahlke, Rüdiger: Krankheit als Weg. Deutung und Be-Deutung der Krankheitsbilder, München 1983

Dinges, Martin (Hrsg.): Weltgeschichte der Homöopathie. Länder – Schulen – Heilkundige. München 1996

Eppenich, H.: Samuel Hahnemann und die Beziehung zwischen Homöopathie und Mesmerismus, 1994, ZKH 38, S.153-160

Fritsche, Herbert: Samuel Hahnemann. Idee und Wirklichkeit der Homöopathie, Göttingen 1942/54/79

Gawlik, Willibald: Götter, Zauber und Arznei, Schäftlarn 1994 ders.: Samuel Hahnemann. Synchronopse seines Lebens – Geschichte, Kunst, Kultur und Wissenschaft bei Entstehung der Homöopathie 1755-1843, Stuttgart 1996

Gypser, K.-H.: Ein Manuskript Hahnemanns aus seiner Pariser Zeit, 1987, ZKH 31, S.65-73.

Hahnemann, Samuel: Organon, 6. Auflage. (Hrsg. Richard Haehl), Leipzig 1921
ders.: Reine Arzneimittellehre, Dresden und Leipzig 1827
ders.: Chronische Krankheiten, Dresden und Leipzig 1835

Handley, Rima: Eine homöopathische Liebesgeschichte – Samuel und Mélanie Hahnemann, München 1993

Kent, James T.: Lectures on Homoeopathic Philosophy, Chicago 1900/ Delhi 1993

Krüger, Andreas/ Achtzehn, Hans-Jürgen: Der homöopathische Ring, Berlin 1997

Lang, Gerhardus: Dynamis und geistartige Heilmittel, in: Homöopathische Einblicke II, 1990, Berlin, ISSN 0937-745X

McCoy, Elmore: JT Kent and the Roots of the Blues, aus: The Homœopath. The Journal of the Society of Homœopaths, No. 68, Winter 1998

Norland, Misha: Open letter to all readers of LINKS concerning the actions of vital energy; in: HomLinks, Vol 13, 3/00, S.138ff.
ders.: Symptom as Symbol, Den Haag 1992

Phatak, S.R.: Materia medica of Homeopathic Medicines, Bombay 1977

Schmidt, J.M.: Homöopathie und Philosophie. in: Scheidewege – Jahresschrift für skeptisches Denken Bd. 20 (1990/91), S. 141-165

Schmitz, Martin (Hrsg.), Strömungen der Homöopathie – Konzepte, Lehrer, Verbreitung, Essen, 2000

Sherr, Jeremy: An Interview with Jeremy Sherr by Nick Churchill, aus: The Homeopath,
http://www.thehomoeopath.ndirect.co.uk/articles/jeremy.htm
ders.: Die homöopathische Arzneimittelprüfung. Dynamik und Methode, Rösrath 1998

Van Galen, Emiel: Paracelsus and the Underground Stream in Medical Science, HomLinks 4/95, S.27
ders.: Kent's Hidden Links. The Influence of Emanuel Swedenborg on Homeopathic Philosophy of James Tyler Kent, HomLinks 3/94, S.27

Vithoulkas, Georgos: Die Medizin der Zukunft - Homöopathie, Kassel 1970/9
ders.: Die wissenschaftliche Homöopathie, Göttingen 1987
ders.: Essenzen homöopathischer Arzneimittel, Höhr-Grenzhausen 1990
ders.: Die neue Dimension der Medizin, Kassel 1997

Whitmont, Edward C.: Psyche und Substanz. Essays zur Homöopathie im Lichte der Psychologie C.G.Jungs, Göttingen 1987/92
ders.: Die Alchemie des Heilens, Göttingen 1993

Naturwissenschaftliche Forschungen über Homöopathie

„Forschungen und Studien zur Homöopathie" – Seite auf www.FreeWiki.eu mit ausführlichen Literaturangaben.

Adams, Peter: Homeopathy - Good Science. How New Science Validates Homeopathy. Gloustershire 2010

Haidvogel, Max: Klinische Forschung in der Homöopathie in den vergangenen 10 Jahren, in: R&D Newsletter der HomInt, Karlsruhe, 2000 – 1/ 2001

Heusser, Peter: Probleme von Studiendesigns mit Randomisierung, Verblindung und Placebogabe. aus: Forschende Komplementärmedizin 1999; 6; 89-102
ders.: Kriterien zur Beurteilung des Nutzens von komplementärmedizinischen Massnahmen, zuhanden der Eidg.Leistungskommission des Bundesamtes für Sozialversicherung, 6.Fass. 1998

Ivanovas, Georg: Doppelblind bei alternativen Heilverfahren. in: Deutsches Ärzteblatt 98, Heft 13 vom 30.03.01, Seite A-822

Popp, Fritz A.: Biophysikalische Grundlagen der Naturheilkunde, AHZ Bd.245, 4/2000, S. 154

Quinn, Michael: Research on homeopathy and chemistry – Are Ie crystals the missing link? HomLinks 3/98

Resch, Gerhard u. Gutmann, Viktor: Wissenschaftliche Grundlagen der Homöopathie, Schäftlarn 1986 (3.Aufl. 1994)

Schiff, Michel: Das Gedächtnis des Wassers – Homöopathie und ein spektakulärer Fall von Wissenschaftszensur, Frankfurt 1997

Shepperd, John: Chaos Theorie: Implication für die Homöopathie, Europäisches Journal für klassische Homöopathie, Nr. 5+6/1996, S.36

Teut, M.: Homöopathie zwischen Lebenskraft und Selbstorganisation, in: Forschende Komplementärmedizin und Klassische Naturheilkunde Bd.8, Heft 3, Freiburg 2001, ISSN 1424-7364

Walach, Harald: Homöopathie als Basistherapie. Plädoyer für die wissenschaftliche Ernsthaftigkeit der Homöopathie, Heidelberg 1986

Religions- und Geistesgeschichte

Berman, Morris: Wiederverzauberung der Welt. Am Ende des Newton´schen Zeitalters, München 1983

Whorf, Benjamin Lee: Sprache, Denken, Wirklichkeit – Beiträge zur Metalinguistik und Sprachphilosophie. Reinbek 1963

Duerr, Hans-Peter: Traumzeit – Über die Grenze zwischen Wildnis und Zivilisation, Frankfurt 1978

Duerr, Hans-Peter (Hrsg.): Der Wissenschaftler und das Irrationale. Beiträge aus Ethnologie und Anthropologie, Frankfurt 1981, 2 Bände.

Hartmann, Franz: Theophrastus Paracelsus von Hohenheim, Calw o.J.

Kuhn, Thomas S.: Die Struktur wissenschaftlicher Revolutionen, Frankfurt 1967

Mutschler, Hans-Dieter: Physik, Religion, New Age, Würzburg 1992

Pietschmann, Herbert: Das Ende des naturwissenschaftlichen Zeitalters, Stuttgart 1995

Roszak, Theodore: Ökopsychologie – Der entwurzelte Mensch und der Ruf der Erde, Stuttgart 1994

Störig, Hans Joachim: Kleine Weltgeschichte der Wissenschaft, Frankfurt 1982, 2 Bd.

Wichmann, Jörg: Die Renaissance der Esoterik – eine kritische Orientierung, Stuttgart 1990

Alchemie

Alchymia, alchemistische Texte des 16. und 17. Jahrhunderts, Hrsg. Scherer, Richard, Mössingen 1988

Bernus, Alexander von: Alchymie und Heilkunst, Dornach 1994 (Nürnberg 1936)

Biedermann, Hans: Materia Prima – eine Bildersammlung zur Ideengeschichte der Alchemie, Graz 1973

Coudert, Allison: Der Stein der Weisen – Die geheime Kunst der Alchemisten, Bern 1980

Eliade, Mircea: Schmiede und Alchemisten, Stuttgart 1980

Gebelein, Helmut: Alchemie, München 1991

Jung, Carl Gustav: Psychologie und Alchemie, Olten 1975

Priesner, Carl u. Figala, Karin: Alchemie – Lexikon einer hermetischen Wissenschaft, München 1998

Schütt, Hans-Werner: Auf der Suche nach dem Stein der Weisen, München 2000

Tomberg, Valentin: Die großen Arcana des Tarot. Meditationen, Freiburg 1983

Schamanismus

Bates, Brian: Wyrd – Der Weg eines angelsächsischen Zauberers, München 1984
ders.: The Wisdom of the Wyrd, Rider, 1996

Biedermann, Hans: Hexen – Auf den Spuren eines Phänomens, Graz 1974

Castaneda, Carlos: Die Lehren des Don Juan, Frankfurt 1973
ders.: Eine andere Wirklichkeit, Frankfurt 1975
der.: Reise nach Ixtlan, Frankfurt 1976

Eliade, Mircea: Schamanismus und archaische Ekstasetechnik, Frankfurt 1975 Orig.: Le chamanisme et les techniques archaïques de l´extase, Paris 1951

Ginzburg, Carlos: Die Benandanti – Feldkulte und Hexenwesen im 16. und 17.Jahrhundert, Frankfurt 1980

Golowin, Sergius: Die Weisen Frauen – die Hexen und ihr Heilwissen, München 1982

Kaiser, Rudolf: Indianische Heilkunst – Pflanzen, Rituale und Heilungsbilder nordamerikanischer Schamanen, Freiburg 1996

Kharitidi, Olga: Das weiße Land der Seele, München 1996

Müller, Indianische Welterfahrung, Frankfurt 1981

Schamanische Wege der Heilung – Hexen, Druiden, weise Frauen. Connection special Nr. 56, V/01.

Schwarzer Hirsch: Die heilige Pfeife, Olten 1978

Storm, Hyemeyohsts: Sieben Pfeile, Passau 1980

Tedlock, Dennis u Barbara: Über den Rand des tiefen Canyon. Lehren indianischer Schamanen, Düsseldorf Köln 1975

Wisselinck, Erika: Hexen – warum wir so wenig von ihrer Geschichte erfahren und was davon auch noch falsch ist, München 1986

Medizingeschichte, -soziologie und -recht

Biedermann, Hans: Medicina magica – Metaphysische Heilmethoden in spätantiken und mittelalterlichen Handschriften, Graz 1972

Ehrenreich, Barbara u. English, Deidre: Hexen, Hebammen und Krankenschwestern. The Witches Are Back!, München 1981

Eckart, Wolfgang U.: Geschichte der Medizin, Berlin Heidelberg 1990

Goldammer, Kurt: Paracelsus in der deutschen Romantik, Wien 1980

Groddeck, Georg: Verdrängen und heilen. Aufsätze zur Psychoanalyse und zur psychosomatischen Medizin, Frankfurt 1988

Illich, Ivan: Die Enteignung der Gesundheit – Medical Nemesis, Hamburg 1975

Ivanovas, Georg: „Contributions of System-Theory to the Understanding of Therapy and Health", Dissertation, unveröffentlicht

Jütte, Robert: Geschichte der alternativen Medizin – Von der Volksmedizin zu den unkonventionellen Therapien von heute, München 1996

Nager, Frank: Der heilkundige Dichter – Goethe und die Medizin, Zürich München 1990

Piechowiak, Helmut: Ethische Probleme der modernen Medizin, Mainz 1985

Rösch, Bruno: Die Stellung der Erfahrungsheilkunde aus verfassungs- und verwaltungsrechtlicher Sicht. Dargestellt am Beispiel der geistig Heilenden, Basel und Frankfurt 1994

Abkürzungen und Periodika
AHZ = Allgemeine Homöopathische Zeitung. Wissenschaftliche und praktische Homöopathie. ISSN 0175-7881, K.F.Haug Verlag, Heidelberg.
ZKH = Zeitschrift für Klassische Homöopathie. Grundlagen, Materia medica, Praxis. ISSN 0935-0853, K.F.Haug Verlag, Heidelberg.
HomLinks = Homœopathic Links. International Journal for Classical Homeopathy, ISSN 1019-2050, Groningen, Niederlande

Veröffentlichungen von Jörg Wichmann

„Homöopathie und die Welt“
Weitere und auch tagesaktuelle Überlegungen zum Thema „Homöopathie und die Welt“ finden Sie in meinem Blog online: **www.provings.info/blog1**

„FreeWiki“
Und das enzyklopädische Portal **www.FreeWiki.eu** stellt homöopathische und ganzheitliche Sachverhalte und Begriffe, die in Wikipedia inhaltlich manipuliert worden sind, auf korrekte und neutrale Art vor.

Artikel des Autors zu homöopathischen Themen unter:
www.provings.info/buecher.html

Fußnoten

[1] Die entsprechende Studie der WHO ist unter http://apps.who.int/iris/bitstream/handle/10665/43108/9241562862_map.pdf abrufbar.
[2] Unter Homöopathie wird in diesem Buch nur die vor gut zweihundert Jahren von Hahnemann begründete, sogenannte „klassische" Homöopathie verstanden. Viele andere heilkundliche Richtungen, wie die Isopathie, die Komplexmittel-„Homöopathie", die Naturheilkunde im allgemeinen, die naturwissenschaftlich orientierte organotrope Niedrigpotenz-Homöopathie oder andere Heilweisen, die sich auf potenzierte Arzneimittel stützen, sind andere Wege gegangen und sollen im vorliegenden Buch weder behandelt noch bewertet werden.
[3] zur Bedeutung der Dynamis bei Hahnemann siehe ausführlich: Lang, G., Dynamis und geistartige Heilmittel.
[4] ausführliche und ausgezeichnete Anleitung für eine korrekte Arzneimittelprüfung nach Hahnemann´schen Kriterien findet sich in Sherr, J.: Die homöopathische Arzneimittelprüfung.
[5] Die Website www.provings.info hat inzwischen eine nahezu vollständige Sammlung aller Arzneimittelprüfungen seit Hahnemann gesammelt und entweder als direkten Link oder als Literaturangabe zugänglich gemacht. Stand Sommer 2019 sind dort mehr als 6000 Einträge zu über 2400 geprüften Mitteln verzeichnet.
[6] zitiert nach Gebelein, Alchemie, S.216
[7] Dethlefsen /Dahlke – Krankheit, S. 85f
[8] „Im gesunden Zustande des Menschen waltet die geistartige, als Dynamis den materiellen Körper (Organism) belebende Lebenskraft (Autocratie) unumschränkt und hält alle seine Teile in bewundernswürdig harmonischem Lebensgange, in Gefühlen und Tätigkeiten, so dass unser inwohnende, vernünftige Geist sich dieses lebendigen, gesunden Werkzeugs frei zu dem höhern Zwecke unsers Daseins bedienen kann." (Organon § 9)
[9] Augustinus, Confessiones XI / 14
[10] Susanne Diez, Jörg Wichmann: Im Zentrum Lebenskraft. Zwei Studien zu Theorie und Praxis, Teil A. Documenta Homoeopathica Band 30, 2014, S. 1 ff, Wien 2014, ISBN 978-3-99002-002-9
[11] unter <www.homoeopathie-konkret.de/Resources/Wissenschaft-3.08.pdf> und gedruckt in *Abschied von der Lebenskraft*, Homöopathie Konkret 3/08; 97-102
[12] Dieses Kapitel ist eine überarbeitete Version des Teiles B eines Artikel: Susanne Diez, Jörg Wichmann: Im Zentrum Lebenskraft. Zwei Studien zu Theorie und Praxis. Documenta Homoeopathica Band 30, 2014, S. 1 ff, Wien 2014, ISBN 978-3-99002-002-9
[13] Chi hat eine bestimmte Intensität, die sich beispielsweise in der Pulsdiagnose messen läßt. Aber Chi hat auch strukturelle Aspekte wie die Charaktistika der fünf Elemente und den durch die Meridiane differenzierten Fluß im Körper.
Im indischen System des Yoga, in welchem die Lebenskraft als Prana bezeichnet wird, finden wir die Differenzierung in die Chakren und Nadis.

[14] Zum Wesen der als Orgon-Energie bezeichneten Lebenskraft siehe die Webseiten des Wilhelm Reich Instituts Wien <www.wilhelmreich.at/wilhelm-reich/lebensenergie> und von Vittorio Nicola <www.w-reich.de> sowie die Werke von Wilhelm Reich selbst. Als Buch: Bernd Senf, Die Wiederentdeckung des Lebendigen: Erforschung der Lebensenergie durch Reich, Schauberger; Lakhovsky u.a., Aachen 2003. Viele Internet-Seiten zu dem Thema sind allerdings sehr obskur und zu einer sachlichen Beschäftigung mit dem Thema Lebenskraft nicht besonders geeignet.

[15] Siehe die Seite zu „Forschungen und Studien zur Homöopathie" in www.FreeWiki.eu.

[16] Solche pseudowissenschaftlichen Erklärungsversuche der homöopathischen Wirkungsmechanismen finden sich leider in sehr vielen Homöopathie-Büchern. Gut gemeint, beruhen sie jedoch überwiegend auf einer Unkenntnis naturwissenschaftlicher Wissenschaftstheorie. Weder hat die moderne Physik das materialistische Weltbild widerlegt, wie immer wieder gern behauptet wird (wie sollte sie das auch?), noch können pseudowissenschaftliche Begriffsbildungen wie „Energien" oder „Molekularresonanzen" (s. Vithoulkas, Medizin der Zukunft) darüber hinwegtäuschen, dass es bisher nicht einmal einen ernstzunehmenden Ansatz zum naturwissenschaftlichen Verständnis der Homöopathie gibt. – Die Begründung dieser Zusammenhänge würde den Rahmen dieses Buches sprengen und soll an anderer Stelle gegeben werden. Siehe auch das Kapitel: Naturwissenschaft und Homöopathie.
Zur Pseudowissenschaftlichkeit der „New Age"-Physik siehe Mutschler, Physik.

[17] Ausführlicher und in der Einbindung in andere Traditionen ist das Thema besprochen in Wichmann, Renaissance der Esoterik

[18] zur Verdichtung der Weltanschauungen bis hinein in die Sprache s.z.B. Whorf: Sprache, Denken, Wirklichkeit; und Tedlock, Über den Rand des tiefen Canyon.

[19] Eliade, Schmiede und Alchemisten
Eliade sagt zum Beispiel: „Wir glauben, dass die Vorstellungen, welche die Erdmutter und die Erze und Metalle betreffen, vor allem aber die *Erfahrung* des archaischen Menschen, der mit den Arbeiten im Bergwerk, am Schmelzofen und in der Schmiede beschäftigt war, als eine der Hauptquellen der Alchemie zu betrachten sind ... Sie waren aber auch zugleich Mysterien, denn sie umfassten einerseits die Heiligkeit des Kosmos und wurden andererseits durch Initiationen als >Berufsgeheimnisse< weitergegeben." (S. 149f)

[20] siehe zum Beispiel die sehr alten Sagen um Wieland den Schmied

[21] s. Alchymia, S. 17

[22] s. Jung und Eliade

[23] C.G.Jung, Psychologie und Alchemie, Olten 1975, Orig.: 1944, Ges.Werke Bd. 12

[24] Eliade, Schmiede, S. 150

[25] zum Beispiel Alexander von Bernus, siehe dazu in: Gebelein, Alchemie

[26] siehe zum Beispiel die ersten Hefte der Zeitschrift Quinta Essentia, 1984, oder die Bücher von Fra Albertus.

[27] gute Beispiele finden sich bei Jung, Alchemie, und in Biedermann, Materia Prima – eine Bildersammlung zur Ideengeschichte der Alchemie, Graz 1973

[28] siehe dazu v.Bernus scharfe Kritik an der spiritualisierenden Deutung der Alchemie durch Jung: „Gegenüber der irrigen und, von einer höheren geistigen Warte aus gesehen, völlig oberflächlichen Behauptung Jungs, es handele sich bei den alchymistischen Anweisungen und Bildgebungen ausschließlich um Ausdeutungen seelischer Entwicklungsvorgänge, wird von einem, der sich in den alchymistischen Erlebniskreisen auskennt, und den alchymistischen Erfahrungsweg auch in dem Sinn der praktischen Alchymie gegangen ist und nicht nur über ihre Zeichensprache und Symbolwelt spintisiert hat, festgestellt: Der sogenannte Stein der Weisen, das geheimnisvolle Elixier ist darstellbar." (Bernus, S. 49)
"Jedoch, indem er die Verwirklichung des alchymistischen Strebens innerhalb der Stoffwelt leugnet, weil er sie nicht selbst erfahren hat, vergeht er sich - das ist der ihm gemachte Vorwurf - gegen das Gesetz der Entsprechungen: wie oben, so unten." (Bernus, S. 51)

[29] Gebelein, Alchemie, S.56

[30] Eine ausgezeichnete moderne Darstellung der esoterischen Grundgesetze findet sich in Dethlefsen, Schicksal als Chance.

[31] Der Text ist spätantik mit vermutlich viel älteren Wurzeln. Man vermutet zum Teil arabische Quellen (siehe: Die großen Arcana des Tarot, S.23f), und er wird in der Legende bis auf Apollonius von Tyana zurückgeführt. Die lateinische Fassung findet sich in: Alchymia. – Nähere Erläuterungen auch in Wichmann, Esoterik.

[32] Krüger/Achtzehn: Der Homöopathische Ring, S. 36

[33] Siehe dazu ausführlich Dethlefsen und Wichmann, Esoterik

[34] s. Heiner Hastedt: Das Leib-Seele-Problem, in: Appell, Der verwundete Heiler, S. 124ff

[35] Ich benutze den Begriff des „Wirklichen" nach dem Satz von C.G.Jung: „Wirklich ist, was wirkt."

[36] sehr ausführlich ist dieser Zusammenhang nachgewiesen in Appell, Alchemistische Grillen, AHZ 5/1999.

[37] vor dem gleichen Problem stand auch C.G.Jung innerhalb der Psychologie. Er löste es ganz ähnlich wie Hahnemann. Mit Hilfe seiner begrifflich neu eingeführten „Archetypen" kam er auf das Konzept der alten Gottheiten (oder Planeten, wenn man es astrologisch/alchemistisch betrachtet) zurück und setzte sie wieder als die Regenten der tieferen seelischen Schichten ein. Und mit Hilfe seiner Konstruktion der „Synchonizität" verschaffte er ihnen Zugang zur äußeren Wirklichkeit. Man kann bei Jung aber annehmen, dass ihm diese List bewusster war als Hahnemann, der wohl seine alchemistischen Wurzeln tatsächlich verdrängt zu haben scheint. Entsprechend länger hat es innerhalb der Homöopathie gedauert, bis die Zusammenhänge durchschaubar wurden.

[38] s. zum Beispiel in Tischner, Geschichte, oder in Appell, Alchemistische Grillen

[39] Neagu, Michael: Von der Ethnohomöopathie zur postkommunistischen Vielfalt: Rumänien. in: Dinges (Hrsg.) – Weltgeschichte der Homöopathie, S. 259

[40] siehe sehr ausführlich in Kent, Lectures, S. 69ff

[41] mit Recht spricht Appell (zB in Homöopathie zwischen Heilkunde und Heilkunst) vom szientistischen Selbstmissverständnis der Homöopathie.

[42] Die TrägerInnen des praktischen Heilwissens waren in Europa bis zu Hahnemanns Zeit im Zuge der systematischen Hexenverfolgungen fast vollständig ausgerottet worden. Paracelsus hatte sie noch erleben dürfen und gesagt, er habe sein ganzes medizinisches Wissen von den Weisen Frauen. Hahnemann konnte solche nicht mehr kennenlernen, und die Schriften des Paracelsus waren in einer Sprache verfasst, die einem Kind der Aufklärung kaum noch verständlich war. Das ärztliche Studium zu Hahnemanns Zeit war ein rein theoretisches, und die Kranken wurden anhand der alten Texte von Galen und anderen behandelt, die natürlich auch auf Resten des alten Heilwissens beruhten, aber die Anbindung in die praktische Erfahrung verloren hatten und insofern leicht fehlgedeutet werden konnten, so etwa wenn die bildhafte Sprache der Signaturenlehre wörtlich genommen wurde.

[43] „Geistartige Kräfte/Kosmische Energien: Wer daran glaubt, dem fällt es nicht schwer, Homöopathie zu akzeptieren. Ich persönlich kann es nicht glauben, und muss als Christ diesen anderen Glauben sogar ablehnen.

Alternative Medizin und Christentum: Für Christen stellen sich noch entscheidendere Fragen, als in der Beurteilung angedeutet: Yin und Yang, das Wirkprinzip hinter vielen ideologischen Methoden (z. B. Akupunktur) sind in China Götter. Wer steht hinter kosmischen Energien? Kann ein Christ einen anderen Glauben als Grundlage einer Therapie wirklich akzeptieren? Dazu zwei Aussagen, die speziell für Christen gelten: In der Bibel gibt es nirgends einen neutralen Bereich. Entweder jemand gehört in das Reich Gottes oder in das Reich der Finsternis. Es gibt keinen quasi neutralen Boden, auf dem man sich bewegen könnte. Dasselbe gilt auch für Kräfte und Energien. Es gibt in der Bibel nur zwei Methoden der Heilung: Einerseits wissenschaftliche Medizin in dem Sinne: Nimm ein Medikament, das wird dir helfen (z. B. der Feigenkuchen bei Hiskia (2. Kön. 20,8) oder der Wein, den Paulus Timotheus für seinen schwachen Magen empfiehlt (1.Tim. 5,23)) Andererseits übernatürliche Heilung durch Glauben, Handauflegung, Anmischen eines Speichelbreis, Sündenvergebung, Gebieten, Dämonenaustreibung... Diese übernatürlichen Heilungen sind nie auf Energien bezogen, sondern so ungewöhnlich sie im Einzelfall auch sind, treten sie immer direkt im Zusammenhang mit Gott als dem Handelnden auf.“ aus der Äußerung eines unauthorisierten Christen im Internet:

<http://home.t-online.de/home/Schulz.1/zvd.htm?zdc.htm>

Gemäßigter äußert sich Dr. Jörg Dechert in:

<http://www.nikodemus.net/article.php?article=29&result=37927&page=1>

„Auf der einen Seite bringt die Homöopathie ein berechtigtes Anliegen in die Medizin ein, die auch dem biblischen Menschenbild entgegenkommt - das ist die enge Verflechtung von Körper, Seele und Geist, die von der "Schulmedizin" in ihrer wissenschaftlichen Tradition oft aufgelöst betrachtet wird. Der manchmal geäußerte Vorwurf der "Unwissenschaftlichkeit" disqualifiziert die Homöopathie nicht aus christlicher Sicht - denn auch viele biblische Wahrheiten werden ja als unwissenschaftlich kritisiert. Andererseits vertreten einige Befürworter der Homöopathie gleichzeitig ein mehr oder weniger esoterisch ausgeprägtes Weltbild. Die Rede ist von "Selbstheilungskräften" oder "Harmonie mit der Energie der Natur", und es ist nicht immer leicht zu entscheiden, wann hier die Grenze zu einer unbiblischen

Spiritualität überschritten wird. Du wirst also - wie so oft im Leben als Christ - im Einzelfall prüfen müssen (das ist auch ein Teil des "In-die-Welt-gesandt-sein"), welche konkreten geistigen Einstellungen "hinter" der Homöopathie stehen. Aber auch wenn jemand unter dem äußeren Erscheinungsbild der Homöopathie offen esoterisches Gedankengut vertritt, gilt Gottes Wort, nämlich dass... "...weder Tod noch Leben, weder Engel noch Fürstentümer noch Gewalten, weder Gegenwärtiges noch Zukünftiges, weder Hohes noch Tiefes noch keine andere Kreatur uns scheiden kann von der Liebe Gottes, die in Christus Jesus ist, unserem Herrn." (Römer 8, 38+39)."
Befremdlich scheint hier, dass Selbstheilungskräfte und Harmonie mit der Natur per se schon als unchristlich eingestuft werden.

[44] Hahnemann in „Äskulap auf der Waagschale", und s. auch Organon § 9.

[45] Whitmont, Psyche, S. 56f

[46] Gebelein, Alchemie, S.374f

[47] Bernus, S. 69

[48] Ein gutes Beispiel dafür ist die „Marburger Erklärung" gegen die Homöopathie, mit der sich nicht nur ein ganzes Gremium von akademisch tätigen Ärzten durch seine kaum fassbare Ahnungslosigkeit in wissenschaftstheoretischen Fragen öffentlich lächerlich gemacht hat, sondern die auch den immer noch bestehenden Zusammenhang zwischen Mythenbildung und Macht zeigt.
Erklärung der Marburger Medizinischen Fakultät zur Homöopathie aus 1992
„Homöopathie als Irrlehre und Täuschung des Patienten":
>>Der Fachbereich Humanmedizin der Philipps-Universität Marburg verwirft die "Homöopathie" als eine lrrlehre. Nur als solche kann sie Gegenstand der Lehre sein. In diesem Sinne reicht das Lehrangebot in Marburg aus. Wir sehen jedoch die Gefahr, dass man von uns „Neutralität" und „Ausgewogenheit" in diesem Stoffgebiet fordern wird und sind nicht bereit, unseren dem logischen Denken verpflichteten Standpunkt aufzugeben zugunsten der Unvernunft.
Wir betrachten die Homöopathie nicht etwa als unkonventionelle Methode, die weiterer wissenschaftlicher Prüfung bedarf. Wir haben sie geprüft, Homöopathie hat nichts mit Naturheilkunde zu tun. Oft wird behauptet, der Homöopathie liege ein "anderes Denken" zugrunde. Dies mag so sein. Das geistige Fundament der Homöopathie besteht jedoch aus Irrtümern (Ähnlichkeitsregel, Arzneimittelbild, Potenzieren durch Verdünnen). Ihr Konzept ist es, diese Irrtümer als Wahrheit auszugeben. Ihr Wirkprinzip ist Täuschung des Patienten, verstärkt durch Selbsttäuschung des Behandlers.
Wir leugnen nicht, dass sich mit "Homöopathie" mitunter therapeutische Wirkungen erzielen lassen, wobei es sich um sogenannte Placeboeffekte handelt. Nun könnte man einwenden: Was scheren uns Wirkprinzip und geistiges Fundament, wo es doch allein auf den Effekt ankommt? Nach dieser Logik müssten unsere Medizinstudenten auch in folgenden Gegenständen unterrichtet und geprüft werden: Chirologie (Bedeutung der Handlinien für die Persönlichkeitsstruktur und die Ganzheitsmedizin); lrisdiagnostik; Reinkarnationstherapie; astrologische Gesundheitsberatung (Bedeutung der Sternzeichen für die Neigung zu bestimmten Krankheiten). Mit all diesen Methoden, deren Wirkprinzip die Täuschung ist, lassen sich nicht nur therapeutische Effekte,

sondern auch beträchtliche Umsätze erzielen. Mit den geistigen Grundlagen der Philipps-Universität Marburg sind diese Methoden ebensowenig vereinbar, wie es die "Homöopathie" ist.

Wir behaupten keineswegs, dass die von uns vertretene Wissenschaft alles erforschen und erklären kann; wohl aber versetzt sie uns in die Lage zu erklären, dass die Homöopathie nichts erklären kann. Ein der Allgemeinheit von interessierter Seite eingeredeter Aberglaube mag dies anders sehen und sich Ausgewogenheit und Zusammenarbeit zwischen "Homöopathie" und "Allopathie" wünschen. Richtschnur unseres Handelns ist aber nicht ein in der Bevölkerung lebender und publizistisch geschürter Aberglaube, sondern die menschliche Vernunft, die uns sagt, dass die Worte "Homöopathie" und "Allopathie" nicht etwa einen Gegensatz, sondern eine Begriffswelt ohne reale Grundlage bezeichnen. Wir weisen darauf hin, dass an der Philipps-Universität Marburg auch keine „Allopathie“ gelehrt wird.

Wenn unsere Universität sich dazu zwingen ließe, den Lehrgegenstand „Homöopathie“ in neutralem Sinne anzubieten, würde sie ihren Auftrag verraten und ihre geistige Grundlage zerstören. Eine neutrale Ausbildung in „Homöopathie“ findet deshalb nicht statt und ist auch nicht einklagbar. <<
(Auszug aus dem Internet <http://oehwww.uibk.ac.at/natwi/pharm/bunsi/0195/marburg.htm oder: http://www.mh-hannover.de/student-alt/homoeo/marburg.html> und aus Robert Jütte, Wege der Alternativen Medizin, S.164ff.)

[49] siehe zum Beispiel das Buch Schiff,M.: „Das Gedächtnis des Wassers“ oder die Seite „Gedächtnis des Wassers“ in www.FreeWiki.eu.

[50] eine ausführliche Literaturliste solcher Studien, Metastudien und Diskussionen derselben findet sich in Haidvogel,M.: Klinische Forschung

[51] siehe die ausführlichen Arbeiten von G.Ivanovas zu diesem Thema

[52] Schuck, Dipl.-Psych. Dr. med. Dr. phil. Peter; Müller, Dipl.-Psych. Dr. phil. Horst; Resch, Prof. Dr. med. habil. Karl-Ludwig: Wirksamkeitsprüfung: „Doppelblindstudien“ und komplexe Therapien, in: Deutsches Ärzteblatt 98, Heft 30 vom 27.07.01, Seite A-1942.

[53] siehe zu dieser Problematik auch die verschiedenen Arbeiten von H.Walach

[54] siehe dazu die ausführliche Seite „Forschungen und Studien zur Homöopathie“ in www.FreeWiki.eu

[55] Interessanterweise hatte Hahnemann auch schon die Vorstellung von Mikroorganismen entwickelt, die am Krankheitsprozess beteiligt seien, lange bevor diese dann tatsächlich nachgewiesen werden konnten. Hahnemann war im übrigen ein bekannter Chemiker und Pharmazeut und wissenschaftlich in jeder Hinsicht auf der Höhe seiner Zeit – worauf er auch ausgesprochen Wert legte. Doch trotz solcher vorausschauender Eingebungen wie der Vorstellung von Kleinstorganismen als Krankheitskeimen, blieb es für Hahnemann eine klare Sache, dass das Wesen der Krankheit selbst ein immaterielles sei. Das hat er unermüdlich betont.

[56] aus dem spirituellen Comic „Die sieben Wurzeln Cerric McKardac's“ von Fred Hageneder, Verlag Neue Erde, Rotenbergstr. 33, D-66111 Saarbrücken.

[57] In der schon zitierten Marburger Erklärung bezeichnen die Ärzte die Homöopathie tatsächlich auch als eine „Irrlehre" und greifen damit den religiösen Sprachgebrauch der Inquisition auf.
[58] siehe dazu: Appell,R.: Homöopathie und psychoanalytische Initiation – zwischen Selbsterkenntnis und Selbstüberhebung. In: Appell, Der verwundete Heiler
[59] siehe Eliade, Schamanismus und archaische Ekstasetechnik, S. 14. Dieses Buch von Eliade ist seit Jahrzehnten das Standardwerk zum Thema Schamanismus und hat die moderne Begriffsverwendung geprägt.
[60] „Wenn es die von Geistern oder Toten entführte Seele wiederzufinden gilt, verlässt der Schamane seine Körper und begibt sich in die Unterwelt oder in die Gegend, wo der Entführer wohnt. (...), so dass der Schamane die Seele des Kranken fangen und wieder zum Körper zurückbringen kann." Eliade, Schamanismus, S. 314
[61] Eliade, Schamanismus, S.52
[62] Vergleiche zum Beispiel die Bücher und die „schamanische" Musik der amerikanischen „Großstadtschamanin" Gabrielle Roth, oder das Heft „Schamanische Wege der Heilung" der Zeitschrift Connection.
[63] Das gilt übrigens unabhäng davon, ob diese Werke nun echt sind oder fiktional: die darin beschriebenen Erfahrungen als solche sind echt und finden sich in anderer Literatur vielfach bestätigt. Nirgendwo aber sind sie so kompakt und verständlich (und spannend) zusammengebracht wie bei Castaneda. Insofern lohnen sich seine ersten Bücher, ob man ihm nun glaubt oder nicht: Ethnologisch sind sie gut.
[64] Eliade, Schamanismus, S. 96
[65] Eliade, Schamanismus, S. 98, 113
[66] Phatak, S.R.: Materia medica, S.vii
[67] Eliade, Schamanismus, S. 288
[68] mit Nick Churchill in: The Homeopath
[69] Die Liste der zu meidenden Stoffe bei Hahnemann enthält zum Beispiel auch die meisten Küchengewürze und vieles andere, worauf heute kaum ein Homöopath achtet. Und die in den Arzneimittellehren gesammelten Erfahrungen beschreiben viele spezifische für einzelne Mittel, auf die ebenfalls gewöhnlich nicht geachtet wird – unter diesen ist beispielsweise Essig ein sehr häufig beobachtetes Antidot, von dessen Verbot ich noch nie gehört habe. Statt dessen wird pauschal Kaffee und Minze verboten, was deutlich zeigt, dass hier nicht Erfahrungskriterien sondern eher rituellen Reinheitsvorstellungen gefolgt wird. – Mit dieser Feststellung will ich keineswegs sagen, dass die Tabuisierungen unwichtig oder unwirksam seien; im Gegenteil. Ich halte es nur für wichtig, sich über die Strukturen der eigenen Arbeit im Klaren zu sein, insbesondere wenn man mit VertreterInnen anderer Fachrichtungen sinnvoll diskutieren will.
Um deutlich zu machen, wie weit Hahnemann in seinen Verboten geht, hier seine Liste aus Organon § 260:
„Kaffee, feiner chinesischer und anderer Kräutertee; Biere mit arzneilichen, für den Zustand des Kranken unangemessenen Gewächssubstanzen angemacht, sogenannte feine, mit arzneilichen Gewürzen bereitete Liköre, alle Arten Punsch, gewürzte Schokolade, Riechwasser und Parfümerien mancher Art, stark duftende Blumen im

Zimmer, aus Arzneien zusammengesetzte Zahnpulver und Zahnspiritus. Riechkißchen, hochgewürzte Speisen und Saucen, gewürztes Backwerk und Gefrornes mit arzneilichen Stoffen, z. B. Kaffee, Vanille u.s.w. bereitet, rohe, arzneiliche Kräuter auf Suppen, Gemüse von Kräutern, Wurzeln und Keim-Stengeln (wie Spargel mit langen, grünen Spitzen), Hopfenkeime und alle Vegetabilien, welche Arzneikraft besitzen, Sellerie, Petersilie, Sauerampfer, Dragun, alle Zwiebel-Arten, u.s.w.; alter Käse und Tierspeisen, welche faulicht sind, (Fleisch und Fett von Schweinen, Enten und Gänsen, oder allzu junges Kalbfleisch und saure Speisen; Salate aller Art), welche arzneiliche Nebenwirkungen haben, sind eben so sehr von Kranken dieser Art zu entfernen als jedes Übermaß, selbst das des Zuckers und Kochsalzes, so wie geistige, nicht mit viel Wasser verdünnte Getränke; Stubenhitze, schafwollene Haut-Bekleidung, sitzende Lebensart in eingesperrter Stuben-Luft, oder öftere, bloß negative Bewegung (durch Reiten, Fahren, Schaukeln), übermäßiges Kind-Säugen, langer Mittagsschlaf im Liegen (in Betten), Lesen in waagerechter Lage, Nachtleben, Unreinlichkeit, unnatürliche Wollust, Entnervung durch Lesen schlüpfriger Schriften, Onanism oder, sei es aus Aberglauben, sei es um Kinder-Erzeugung in der Ehe zu verhüten, unvollkommner, oder ganz unterdrückter Beischlaf; Gegenstände des Zornes, des Grames, des Ärgernisses, leidenschaftliches Spiel, übertriebene Anstrengung des Geistes und Körpers, vorzüglich gleich nach der Mahlzeit; sumpfige Wohngegend und dumpfige Zimmer; karges Darben~ u.s.w. Alle diese Dinge müssen möglichst vermieden oder entfernt werden, wenn die Heilung nicht gehindert oder gar unmöglich gemacht werden soll. Einige meiner Nachahmer scheinen durch Verbieten noch weit mehrer, ziemlich gleichgültiger Dinge die Diät des Kranken unnötig zu erschweren, was nicht zu billigen ist.“

[70] Zu solchem Umgang mit den Arzneimitteln und Fernwirkungen siehe auch die Auseinandersetzung in Norland, M.: Open letter...

[71] Krüger/ Achtzehn: Der Homöopathische Ring, S. 35

[72] Jeremy Sherr, Die homöopathische Arzneimittelprüfung von Neon, Zweibrücken 1999, S.6

[73] Dabei haben wir zu beachten, dass der Begriff der „Schwerkraft“ das regelmäßige Nachuntenfallen ebenso nur bezeichnet und nicht erklärt wie der Begriff der Sychronizität oder der Analogie die sinnhaften Ereignisverkettungen. An viele Begriffe des naturwissenschaftlichen Theoriensystems haben wir uns so gewöhnt, dass wir sie für Erklärungen halten, obwohl sie nur Bezeichnungen für regelmäßige Beobachtungen darstellen. Wir können sogar eine mathematische Regelmäßigkeit der Schwerkraft angeben, doch erklärt wird dadurch nichts.

[74] Eppenich, S. 153-54

[75] Schmitz, M., Strömungen, S. 17

[76] Gypser, S.72

[77] Hahnemann, in: Gypser, S.72

[78] Krüger/ Achtzehn: Der Homöopathische Ring, S. 35

[79] Roszak, Öko-Psychologie, S. 82

[80] Rösch, S. 36

[81] Für die damit einhergehenden inneren Kämpfe sind die ersten drei Bände von Castaneda ein beredtes Beispiel und noch einmal empfohlen. Oder auch die Reiseberichte von Alexandra David-Neel.
[82] Siehe dazu die faszinierenden Überlegungen, die Pirsig in dem Roman Lila über das kulturelle Immunsystem macht. Pirsig, Robert M.: Lila – Oder ein Versuch über Moral, Frankfurt 1992, S. 62ff
[83] https://www.freewiki.eu/de/index.php?title=Skeptikerbewegung
[84] https://www.csicop.org/specialarticles/show/the_skepkon_report_with_susan_gerbic#footer
[85] https://www.skepkon.org/programm
[86] https://www.csicop.org/specialarticles/archive/category/guerrilla_skepticism
[87] https://www.skeptic.com/get_involved/fix_wikipedia/
[88] https://www.csicop.org/specialarticles/show/the_skepkon_report_with_susan_gerbic#footer
[89] Ein Buch, in welchem diese Gedanken auf teils recht amüsante Art vertieft werden, ist: „Angst vor Globuli?" – HaJo Fritschi, Books on Demand und Kindle, 2017. ISBN 978-3-7431-3508-6.
[90] Dazu habe ich zusammen mit dem kanadischen Kollegen Iain Marss und dem indischen Kollegen Manish Bhatia ausführlich Stellung genommen in „ The Sacred Cows of Homeopathy" in HomeopathicLinks Winter 2012.
[91] Zu Bernardo Kastrup und seinen Artikeln und Büchern siehe den Artikel zu Bernardo Kastrup in www.FreeWiki.eu und https://www.bernardokastrup.com/
[92] siehe: http://isharonline.org/hard-problem
[93] siehe zum Beispiel die Bemühungen um Kriterien für die „Komplementärmedizin" in der Schweiz: Rösch, Die Stellung der Erfahrungsheilkunde, und Heusser, Kriterien zur Beurteilung.
[94] Siehe dazu auch das faszinierende Werk von W.Müller: Indianische Welterfahrung.
Zur Erläuterung des Gemeinten möchte ich hier noch ein längeres Zitat von Whorf (Sprache, Denken, Wirklichkeit, S.18) anführen, der aus linguistischer Sicht zu einer ähnlichen Einschätzung kommt:
„Ein wichtiger Beitrag zur Naturwissenschaft könnte dabei unter linguistischem Gesichtspunkt in der Förderung unseres Bewusstseins der Perspektiven liegen. Es wird uns nicht mehr möglich sein, einige neuere Dialekte der indoeuropäischen Familie und die aus ihren Strukturen gewonnenen Rationalisierungsformen als den Höhepunkt der Entwicklung des menschlichen Geistes zu sehen. Noch könenn wir ihre gegenwärtige weite Ausbreitung als Folge eines Gesetzes vom Überleben des Bestangepassten betrachten. Sie rührt allenfalls aus einigen wenigen historischen Ereignissen – Ereignissen, die nur von dem Gruppenstandpunkt der begünstigten Parteien aus als glücklich bezeichnet werden könnten. Diese Parteien und ihre Denkweisen können nicht länger als die vollkommenen Vertreter von Vernunft und Wissen gelten, sondern nur noch als eine Konstellation in einem Raum von galaktischer Ausdehnung. Wird man sich der ungeheuren Mannigfaltigkeit der linguistischen Systeme bewusst, die es

auf diesem Globus gibt, so kann man dem Gefühl nicht entgehen, dass der menschliche Geist unvorstellbar alt ist; dass die paar tausend Jahre schriftlich überlieferter Geschichte nicht mehr sind als die Breite eines Bleistiftstriches auf dem Messband unserer Erfahrung auf diesem Planeten und dass die Ereignisse der jüngsten Jahrtausende nichts im Sinne irgendeiner Entwicklung bedeuten, der Mensch in ihnen keinen plötzlichen Fortschritt, keine gültige Synthese erzielt hat, sondern lediglich ein wenig mit einigen linguistischen Formulierungen und Ansichten der Natur spielte, die er aus einer unsagbar viel längeren Vergangenheit übernahm. Dennoch brauchen weder dieses Gefühl noch das Bewusstsein der schwankenden Abhängigkeit all unseres Wissens von großenteils unbekannten linguistischen Werkzeugen die Naturwissenschaft zu entmutigen. Sie sollten vielmehr die Demut fördern, die den wahrhaft wissenschaftlichen Geist auszeichnet, und die geistige Arroganz zerstören, die die echte wissenschaftliche Neugier und Gelassenheit behindert."

[95] Dieses Kapitel ist in ähnlicher Form in englischer Sprache im Heft 1/2018 der Homoeopathic Links erschienen.

[96] Hahnemann war nicht nur Arzt, sondern engagierte sich in vielen gesellschaftlichen Bereichen. Er war Freimaurer, wo in seiner Zeit der wichtigste Schnittpunkt der Philosophie der Aufklärung und der hermetischen Spiritualität lag. Er versuchte neue und kreative und vor allem menschenwürdigere Behandlungsmethoden für geistig verwirrte Menschen zu entwickeln, was für seine Epoche bahnbrechend war. Er riskierte immer wieder seinen Ruf und seine wirtschaftliche Existenz, um für das einzustehen, was er als die Wahrheit und als seine Rechte ansah, zB Arzneimittel selbst herzustellen. Er arbeitete außer mit homöopathischen Mitteln auch mit Mesmerismus, was in seiner Zeit als neue und fortschrittliche aber umstrittene Methode galt.

Danksagung

Auch wenn dieses Buch von einem Autoren formuliert wurde, ist es – wie die meisten Arbeiten – in der Tiefe ein Gemeinschaftswerk. Es entstand als Frucht ungezählter Gespräche und Begegnungen und wuchs mit dem Leben in unserer Praxis und den Gesprächen in Arbeitskreisen und Seminaren. Meinem Freund Georg danke ich für viele Anregungen, Korrekturen und die kritische Durchsicht des Manuskripts.

Insbesondere danke ich meiner Frau, Kollegin und Kritikerin Angelika: Ohne unseren langen gemeinsamen Weg in der Homöopathie wäre dieses Buch nicht denkbar. Ohne Deine Ermutigung hätte ich es nicht begonnen. Du hast die Praxis in Schwung gehalten, damit ich es schreiben konnte. Deine Art zu arbeiten ist mir immer wieder Modell des Heilens gewesen. Und Dein strenges Lektorat hat den Text straff und flüssig gemacht.

Und ich danke allen unseren PatientInnen, die uns vertrauensvoll Einblick in ihre Lebens- und Leidensgeschichte gestattet haben, wodurch wir den hier geschilderten Zusammenhängen auf die Spur kommen konnten.

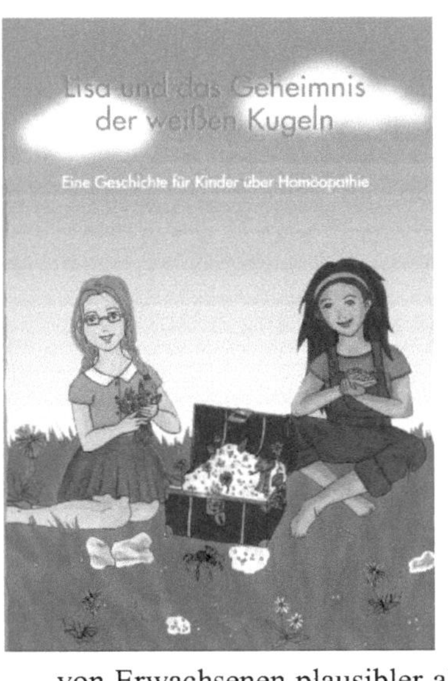

Lisa und das Geheimnis der weißen Kugeln

- eine Geschichte für Kinder über Homöopathie

erzählt von Jörg Wichmann

mit Illustrationen von Melina Meyer

Dieses Buch ist zwar ein Kinderbuch, aber es richtet sich nicht ausschließlich an diese. Ein erklärendes Bild, ein Beispiel, das einem Kind einleuchtet, ist auch für das tiefere Verständnis von Erwachsenen plausibler als eine Theorie. Nur diejenigen Dinge haben wir wirklich verstanden, die wir in ganz einfachen Worten erklären können. Vertrauen entsteht zwar nicht im Kopf, braucht dort aber wenigstens eine plausible Grundlage. Und eine solche muß auch für ein Kind einsichtig sein. Wenn die Homöopathie allgemein ernst genommen und akzeptiert werden will, dann brauchen wir dazu auch die kindliche Vorstellungswelt, die tief in uns allen unsere Ängste, Wünsche und Entscheidungen bestimmt. Dazu beizutragen ist das Anliegen dieses Buches. Es wird auch für viele Erwachsene, die es vor- oder mitlesen, interessant sein.

Narayana Verlag, Kandern

ISBN 978-3-941706-60-6

erschienen auf Deutsch, Englisch, Niederländisch, Persisch